Oralité et violence

PSYCHANALYSE ET CIVILISATIONS
Collection dirigée par Jean NADAL

L'histoire de la découverte de la psychanalyse témoigne que démarche clinique et théories issues de champs voisins ont concouru, par étayage réciproque, à élaborer le concept d'« inconscient », à éclairer les rapports entre pathologie et société et à reconsidérer les liens entre malaise du sujet singulier et celui de la civilisation.

Dans cette perspective, la collection « **Psychanalyse et Civilisations** » tend à promouvoir cette ouverture anthropologique nécessaire pour maintenir en éveil la créativité que Freud y a trouvée pour étayer, repenser et élargir la théorie. Ouverture indispensable aussi pour éviter l'enfermement dans une attitude solipsiste qui, en voulant protéger un territoire et préserver une identité, coupe en réalité la recherche psychanalytique de ses racines les plus profondes.

Autres ouvrages à paraître dans la collection « **Psychanalyse et Civilisations** ».

Emprise et liberté par : R. Dadoun, M.-F. Lecomte-Emond, J. Levine, R. Major, J. Nadal, H. Ramirez, M. Torok et N. Rand.

Psychanalyse, école et entreprise, sous la direction de J. Nadal.

ISBN : 2-7384-0564-9

Kostas NASSIKAS

Oralité et violence

Du cannibalisme aux grèves de la faim

Éditions L'Harmattan
5-7, rue de l'École Polytechnique
75005 PARIS

REMERCIEMENTS

Mes remerciements s'adressent ici tout particulièrement à Jean PEUCH-LESTRADE dont la grande amitié, la patience dans la correction et les commentaires m'ont accompagné et encouragé tout au long de l'élaboration de cet ouvrage.

Je remercie également Elisabeth HOLLARD qui a laborieusement mis en forme finale les pages de ce texte.

INTRODUCTION

135 Il lui est doux, sur les montagnes, après la course des thiases, de se laisser tomber sur le sol, portant de la nebride la dépouille sacrée, de chasser le bouc et de l'égorger pour boire son sang, pour manger sa chair crue.

734 ... nous prenons la fuite pour échapper aux Bacchantes qui veulent nous déchirer. Mais elles. foncent sur les bœufs qui paissaient la tendre verdure.. l'une.. tient sous ses ongles une génisse mugissante aux mamelles gonflées. D'autres déchirent en lambeaux de jeunes vaches .. elles enlèvent les enfants des maisons.. et les gouttes (de sang) qui coulent le long de leurs joues, avec leur langue les serpents les lèchent

1111 .. De la hauteur où il est posté, Penthée est précipité à terre, il tombe sur le sol avec des cris plaintifs. Il se rend compte que son malheur est proche. La première, sa mère commence le sacrifice sanglant et se jette sur lui Lui, il arrache de sa chevelure sa mitre pour qu'en le reconnaissant la maheureuse Agavé ne le tue pas, et lui dit en lui touchant la joue : « C'est moi, mère, je suis ton fils. Penthée... » Elle, l'écume à la bouche et roulant des yeux hagards, n'a pas les sentiments qu'elle doit : elle est possédée du dieu, elle n'écoute pas son enfant. Elle prend son bras gauche dans ses mains

> et, un pied sur le flanc de l'infortuné, elle le lui arrache de l'épaule, non par sa propre force, mais le dieu lui donnait l'aide de sa toute-puissance. Inô, de l'autre côté, fait de même, lui déchire les chairs Autonoé et toute la foule des Bacchantes s'acharnent sur lui...
>
> EURIPIDE : *Les Bacchantes.*

La scène tragique présente ici les principaux acteurs tels que nous allons les voir, à quelques points près, jouer sur les pages de cette étude : le fils d'Agavé, Penthée, refuse de reconnaître à Dionysos sa dimension divine ; la punition ne tarde pas à venir : il est déchiqueté, tué et en partie mangé par sa propre mère et les autres Bacchantes en délire ménadique. Dionysos est le dieu de l'orgie telle qu'elle se réveille en l'homme quand il est en communication avec la nature à travers le végétarisme et l'omophagie (repas sans aucune intervention culinaire). La scène de cette étude-ci se déplace du Cythéron et des montagnes de Thèbes à la bouche de chacun de nous ; les pièces qui s'y jouent conservent cependant les mêmes acteurs et, avec quelques variantes, les mêmes thèmes : les échanges, que le sujet développe avec son environnement sur ce lieu de son corps, se structurent par une sémantique large en un langage dont la parole n'est qu'une partie. Ces échanges sont ceux, parmi tous ceux qui s'effectuent sur le reste du corps, qui structurent le sujet, parlant de sa nature fondée sur une intersubjectivité première, ainsi que sur les principes et valeurs qui règlent ces relations.

Cette étude n'a pas la prétention d'analyser la totalité de cette sémantique, qui ne peut en fait se séparer qu'artificiellement de celle de tous les échanges corporels : elle isole plutôt une pièce parmi celles, nombreuses, qui se jouent sur cette scène, pour étudier les différents enjeux dans lesquels les acteurs s'engagent. Une de ces pièces, *les grèves de la faim*, est une production récente comme nous allons le voir dans les pages qui suivent, bien qu'elle prenne ses racines dans des manifestations similaires du passé. Sa fraîcheur se prête, me semble-t-il, à l'étude des mutations de l'Etre du sujet contemporain et, par-delà, de certains paramètres du social dont ce sujet fait partie tout en se/le constituant. Il va de soi que les enjeux débordent largement de cette pièce sur les autres, qui se jouent sur la même scène, voire même sur les autres parties du corps, à travers lesquelles l'intersubjectivité confère au sujet sa singularité.

Phénomène et produit pur du 20e siècle (1), la Grève de la Faim (G.F.) pourrait être définie comme : la privation volontaire de nourriture décidée par un individu qui revendique, à travers ce moyen, la réalisation (ou la réparation) d'une série d'objectifs fixés à l'avance, au risque que le moyen l'emporte sur la fin, c'est-à-dire au risque de la (sa) vie. Cette définition est sans doute incomplète car les deux mots qui constituent ce terme (grève et faim ou jeûne), ont chacun une origine et une histoire différentes ; à cause aussi du double paradoxe qui y est contenu : le premier est celui contenu dans le mot de grève qui, tout en étant structurellement une action violente visant à redéfinir le rapport des forces entre deux catégories sociales opposées, opère par l'inaction, l'arrêt, (encore que, aujourd'hui, ces formes d'« inaction » aient subi des mutations, comme nous le verrons dans le chapitre suivant) ; le second paradoxe est celui de l'antithèse entre les deux mots, de leur opposition foncière comme armes utilisées chacune par un camp adverse : les ouvriers se servent de la grève (dans son utilisation la plus "classique") comme moyen de pression, d'asphyxie, du patronat pour la réalisation de leurs revendications et objectifs ; le patronat compte sur la faim grandissante des ouvriers en grève, non payés, pour qu'ils l'arrêtent par souci de leur survie.

Selon la loi des syllogismes, dans le double paradoxe le deuxième annule le premier ; si on accepte cette hypothèse on pourrait dire que la grève de la faim n'est pas une grève (inaction, non-violence physique) et il ne s'agit pas non plus de la faim, ni de la mort qu'elle sous-entend. Mais si elle n'est pas ce qu'elle annonce, est-elle le contraire : violence physique à travers l'acte de manger ?

Nous n'avons pas l'intention de bâtir la présente étude sur la déconstruction du paradoxe linguistique, bien que les lois de la logique respectées et suivies jusqu'au bout puissent nous dévoiler les faces cachées de certaines énonciations. Ayant placé ce travail dans le vaste champ de l'anthropologie, nous allons étudier un par un les signes par lesquels la G.F. se manifeste, en rapport avec leur contexte, construisant ainsi peu à peu son discours, son contenu, son sens. A notre grande surprise, alors que les G.F. sont de nos jours quotidiennement présentes dans tous les médias, (celles des dissidents soviétiques sont permanentes, des Irlandais qui jalonnent le siècle et mobilisent ponctuellement l'humanité, de la R.A.F. qui ont remué les structures de l'Etat allemand, des prisonniers turcs et d'autres pays dictatoriaux, des militants basques, et beaucoup d'autres reléguées aux faits divers, sans oublier celles qui se passent dans les prisons et se comptent par milliers (2), le sujet a rarement fait l'objet d'étude, comme si quelque chose embarrassait et empêchait de s'y pencher ; plus même : quelque chose empêche l'acte de penser, et si on y pense cela risque de déranger celui d'abord qui le fera, puis nous, tous les autres, les (bien) pensants... Les très rares études médicales observent le sujet sous l'angle médico-légal, ou celui du suicide, ou celui des effets de l'inanition sur l'esprit et sur le corps. Il y a aussi les militants de la non-violence dont quelques-uns étudient la G.F. comme une arme non violente. La dimension de l'oralité s'exprimant négativement dans cette manifestation est passée inaperçue jusqu'à aujourd'hui ; comme si l'évidence et la problématique de l'oralité négative aveuglaient l'observateur, repu et satisfait il est vrai par notre civilisation du "grand orexis", de la "bouffe" devenue langage culturel dominant. Ainsi, il n'est pas étonnant que les médecins du 19e siècle se soient plus penchés sur le phénomène de la faim que ceux du 20e, comme en témoignent un certain nombre d'études. C'est le siècle du jeûne-spectacle, parent légèrement différent de la G.F., à but de divertissement et de gagne-pain, c'est-à-dire au service, après tout, de la faim et de la vie et non de la mort ou d'une autre vie, comme c'est le cas de la G.F. C'est aussi le temps où la médecine découvre les fonctions du corps et est intriguée par la mystérieuse "faculté de jeûner" de certaines personnes, ainsi que du résultat du jeûne sur le fonctionnement mental et le comportement de la personne. Le Dr Savigny (1818) s'est appliqué à décrire avec minutie le réveil de la violence extrême de l'être humain, allant jusqu'au meurtre et au cannibalisme, à cause de la faim et de la soif ; son objet d'étude est le "célèbre" naufrage de la frégate du roi, *La Méduse*, dont l'équipage se réduisit en treize jours de cent cinquante à quinze hommes, à la suite de leurs hallucinations de noyades et de la fureur meurtrière dont ils n'étaient plus maîtres. Le Dr Pellevoisin (1862) aborde ce qui va devenir depuis un problème épineux pour les médecins : la conduite du médecin devant quelqu'un qui refuse de s'alimenter ; a-t-il le droit de l'alimenter de force ? peut-il déclarer aliénée toute personne qui refuse de s'alimenter ? La G.F. n'existant pas à l'époque en tant que telle, les jeûnes volontaires ne pouvaient être que de deux catégories : soit il s'agissait du jeûne-spectacle, soit du jeûne-suicide, ce dernier pratiqué en prison ou ailleurs (on signalait des refus d'alimentation dans les cachots de la Tour de Londres pendant le Moyen Âge ; d'autres cas de suicide par refus d'alimentation étaient connus dont le plus ancien est celui d'Agrippine l'Aînée qui s'est vengée ainsi des humiliations de Tibère après la mort de son époux). Mais malgré l'aspect suicidaire manifeste de certains refus alimentaires, le Dr Lassignardie (1897) n'a pas manqué de remarquer certains aspects particuliers caractérisant ces personnalités : il supposait que par cet acte et la mort très lente que cela entraîne, le sujet échappait à la culpabilité, spécialement celle engendrée par l'interdit religieux qui considère le suicide comme un crime ; d'autre part, il avait bien noté la grande force de la volonté de ces sujets, ainsi que des acteurs du jeûne-spectacle, force qui arrivait à surmonter les besoins quasi instinctuels de la faim, de la soif et les souffrances qui en découlent. Sans avoir fait d'association directe, il notait l'état de fureur et d'ivresse dans lequel se trouvaient les sujets vers le 8e-10e jour d'inanition. Il lui manquait juste deux maillons pour appréhender le sujet dans sa globalité : cette fureur était la même que celle qui poussait certains, en état d'inanition, à la violence et à la transgression du tabou du cannibalisme. La forte volonté de ceux qui faisaient le choix du jeûne n'était qu'un retour de cette violence sur eux-mêmes et ce y compris par le recours à l'idéal de la force et de l'immortalité. Mais l'époque n'était pas encore mûre pour la perception du deuxième maillon ; le regard psychanalytique est pour cela indispensable. Par ailleurs, le problème de l'anorexie mentale était également mal étudié et cette question venait se mêler aux observations ; c'est ainsi que le Dr Rayan (1877) parle de sitiophobie tout en étudiant l'inanition du point de vue médico-légal. La médecine est rarement revenue sur ce problème épineux (J. Sabatini, 1978) si ce n'est pour se trouver "coincée" entre l'article 63 du Code pénal d'un côté, la "conscience" et le pouvoir médical de l'autre ; à notre connaissance Israël serait le seul pays à posséder une loi interdisant les G.F. comme d'autres pays (l'Allemagne par exemple) interdisent les « grèves sauvages » ; dans les pays totalitaires, la conscience médicale est prescrite par l'Etat et l'alimentation forcée est de règle, quand ce n'est pas l'hospitalisation en milieu psychiatrique pour cause de « schizophrénie » politique. En France, comme dans d'autres pays occidentaux, le législateur en est resté au délit de « non-assistance à personne en danger » (art. 63) ; le médecin se trouve donc pris entre les implications de cette loi et le fait que, selon la déontologie médicale, il ne peut pas donner de soins à une personne qui les refuse, sauf s'il constate « le caractère pathologique de la conduite suicidaire » (Bulletin de l'ordre des médecins, oct. 1982) (3), c'est-à-dire que la personne est malade mentale ou « a-normale ». Pour que le médecin intervienne donc il faut que la personne ne dispose pas de ses facultés mentales ou soit jugée comme telle ; étant donné que la plupart du temps, dans les G.F., les personnes sont « normales » malgré les pensées non dites et souvent contraires de plusieurs médecins, ceux-ci ne vont pouvoir intervenir que lorsque la personne sera dans un tel état d'inanition que ses facultés mentales s'arrêteront de fonctionner : s'arrêteront-elles (suffisamment) avant celles du corps ?

On voit ici le tiraillement exercé autour et sur le corps du gréviste, le médecin attendant que celui-ci s'« endorme » de faiblesse pour le lui enlever et le diriger vers la vie ! Outre une allusion, lointaine, à un combat de fauves à quoi peut faire penser cette situation, nous voulons ici porter l'accent sur la lutte entre grévistes et médecins, chacun étant dans des positions de vie diamétralement opposées : le gréviste lutte avec son esprit pour la vie de son idéal (de justice, de vérité, etc.), alors que le médecin lutte pour celle de son corps-mort ; il y a là juxtaposition de deux pouvoirs qui se revendiquent un même corps et dont aucun n'accepte la mort à laquelle ce corps s'identifie. Mais à qui appartient vraiment ce corps ? Qui meurt en lui ? En tout cas ce n'est pas le gréviste, de la façon dont lui-même se conçoit bien entendu.

Ce casse-tête médical concerne essentiellement le monde carcéral où les G.F. se comptent par milliers chaque année. Si la tendance à les considérer comme anormales l'emporte, il faudra transformer les prisons en hôpitaux psychiatriques ! Mais plutôt que de se poser la question sur l'(a)normalité du gréviste de la faim, il faut voir la prison comme un lieu favorable à l'instauration d'un tel type d'expression chez le prisonnier : par la G.F. celui-ci témoigne de son désaccord profond et de sa propre notion de la justice ; se trouvant là dans des conditions d'isolement et d'« ascétisme forcé » (M. Daumezon, 1964), il tente d'établir une autre communication. Sans doute, tout ne se réduit pas à ces conditions mais elles y contribuent énormément et le refus de l'alimentation signifie le plus souvent le refus de celles-ci.

Comme on l'a vu un peu auparavant, la pensée médicale soupçonne plus ou moins un brin d'anormalité qui ferait de cette action une tentative de suicide lent ; ceci dit nous ne voulons pas accuser ici un caractère normalisateur attribué à la médecine ou sa complicité avec le *statu quo* social ou le « pouvoir ». Nous pensons que le médecin est plutôt dérouté devant ce phénomène qui ne rentre pas dans ses catégories nosographiques : c'est là probablement une des raisons du peu d'études médicales sur la question. Par ailleurs, si celles-ci ont constamment tourné autour de la question médico-légale, cela doit avoir son importance : le médecin manifeste par là, nous semble-t-il, son mécontentement d'être acculé à l'impuissance de l'inaction devant une mort lente, quand il ne lui reste qu'à la constater trop souvent en recevant un corps-mort sans esprit ; lui qui est fait et formé pour se battre contre, voire « pour vaincre », la mort ! Le gréviste de la faim nie la mort, le médecin la combat, la refuse, en recule les limites si possible à l'infini. Le voilà maintenant acculé à attendre devant ce corps qui échappe à son pouvoir, tout juste bon à recevoir sa mort. Quel sentiment de révolte ! On comprend qu'il ne lui reste alors qu'à pousser l'ensemble vers l'anormalité et, là, il aura son mot à dire ! Le gréviste de la faim n'est pas un suicidant lent ni un suicidant « sans caractère pathologique évident », ni un suicidant faisant du chantage avec son suicide et sa mort ; H. Ott (1979) a raison de préciser ces points (4). Mais il se trompe en considérant la G.F. comme un « risque de mort lucidement accepté » ; la menace présente à l'intérieur de la menace que constitue la G.F. n'est pas celle de la mort malgré les apparences et malgré le fait que la mort survienne quelquefois. Le détournement de la phrase « ce n'est plus moi qui menace l'autre de sa mort, c'est l'autre que je menace de *ma* mort » est loin de fonder une action non violente et, par ailleurs, nous ne savons rien sur la nature de cette menace. Que peut-on comprendre au juste dans le discours : « Je menace l'autre de *ma* mort » ? *Comment et pourquoi ma mort le menace ?* L.V. Thomas (1978) après une brève hésitation, « à moins qu'il ne s'agisse d'un suprême détour, une affirmation désespérée de la vie où le désir triomphe dans la dénégation » (en se référant à J. Lacan), accepte ce même argument : le gréviste brandit la menace de la mort pour arriver à la supériorité, au pouvoir ou pour obtenir gain de cause, par le biais de la culpabilisation de l'adversaire. Il n'est cependant pas loin de notre point de vue quand il voit dans cette démarche un rapport avec la quête du pouvoir (chose qui dérange H. Ott, sans doute parce qu'il adhère au projet de la G.F.), mais il glisse insensiblement sur deux points sans les voir : il ne tient pas compte de la dénégation, qu'il cite pourtant quand il dit que ce n'est pas une menace de mort que brandit le gréviste de la faim, mais qu'en cessant de s'alimenter, il ne fait plus « comme tout le monde » ; pour la logique évidente de chaque bien-pensant (et même pour le gréviste), au bout d'une telle démarche il y a la mort ; la question se pose alors de ce qu'on fait de la faim au sens propre et figuré (faim de la vie) du gréviste. A notre grande surprise le regard des observateurs ne s'arrête jamais sur ce point ; traduisant la G.F. par menace de mort on saute constamment à pieds joints au-dessus de la question de la faim du gréviste. Quelle évidence invisible ! Pourtant, il le dit très clairement :

> « Je me mets en grève, donc j'arrête comme dans toute grève ma faim, je ne la laisse plus travailler et m'obliger à m'alimenter, c'est-à-dire à partager avec les autres la nourriture et les valeurs, principes et codes, style de vie que le langage de celle-ci véhicule. »

Voici une première lecture que nous pouvons faire de cette démarche mais si nous en restions là nous n'annoncerions que la moitié de son message, c'est-à-dire son côté négatif (5) qui peut être entendu comme refus de la vie, voire désir de la mort. Il nous reste à découvrir le côté positif du message de la révolte du gréviste ; car il y a bien une dimension de ré-volte dans son acte, pas tellement au sens de la révolution (ce mythe contemporain de l'intérieur duquel sont nés plusieurs grévistes de la faim, comme c'est le cas pour la RAF, les Irlandais, etc.), mais au sens de retour à une vie avec une Morale, une Justice et d'autres Vérités et Valeurs différentes de celles en crise d'aujourd'hui.

La Valeur de la non-violence en fait-elle partie comme le prétendent les « non-violents » ? A notre point de vue c'est la violence qui alimente, ou qui domine, de l'intérieur le projet de la G.F., sans qu'elle puisse jamais être prise en compte. Ce message est en partie explicite dans les dires du gréviste, ceux par lesquels il explique son action et ses buts, mais l'aspect exemplaire de son action en dit l'essentiel à travers le langage de son alimentation. En fait, comment vit-il durant sa grève, car il continue bien de vivre, et comment tente-t-il de régler les problèmes d'injustice ? Eh bien, sa nourriture, et cela est plus qu'évident, c'est son corps ; c'est-à-dire qu'il pratique malgré lui et en toute inconscience l'autoconsommation ou l'autophagie, ne prenant par la bouche que de l'eau et du sel pour compléter son repas ! La problématique et la fantasmatique du cannibalisme qui sont ici mises en avant peuvent réveiller un sentiment d'horreur chez le lecteur et, de ce fait, le pousser à rejeter toute notre argumentation. Notre but, en tout cas, n'est pas de jouer sur cette réaction-là, mais d'amener la réflexion sur le fond de la question, c'est-à-dire sur le système de pensée essentiellement métaphysique, d'identité et de relation à l'autre (ennemi ou parent), de la violence et de la mort, dans les sociétés cannibales. Malgré le statut de « sauvage » dans lequel nous avons relégué ces populations en récupérant pour nous celui de « civilisé » (et de ce fait la possibilité de les exterminer de plein droit), il faut penser que l'endo- ou l'exo-cannibalisme n'est qu'un acte d'amour et de foi régulant et réglant, à travers la problématique de l'incorporation-introjection, la question de l'identité et celle des rapports avec la (sa) Mort et avec l'Autre (ennemi). Nous développerons ces notions plus amplement dans les chapitres qui suivent, ainsi que celle de la violence inhérente à ces pratiques : pour manger quelqu'un il faut d'abord le tuer !

Et voilà le deuxième glissement de L.V. Thomas, inévitable après le premier : ce n'est pas à son adversaire que le gréviste de la faim adresse son message, ni sur lui qu'il tente d'exercer son emprise pour s'affirmer en devenant ainsi un simple suicidaire ou un tyran. Son message est adressé plus largement au public, par rapport aux notions de justice, de morale et à d'autres valeurs, afin de faire comprendre que la loi ou la justice, contre laquelle il est révolté, ne sont pas les meilleures. Il montre par là une orientation (6) vers une autre loi, une autre morale et une autre façon de vivre qu'il n'explicite jamais ! Sa parole dit ce contre quoi il est révolté alors que, par son exemple, il serait une préfiguration du comment vivre cette vie à venir, comment vivre aussi avec l'adversaire-ennemi ; mais ici, pour comprendre, il nous faut tenir compte de la problématique inconsciente de l'oralité : si, au départ, c'est un sentiment de révolte contre une injustice qu'il subit (du fait d'une autre personne, d'une administration ou de l'Etat) qui le motive, le sujet-futur gréviste de la faim ne dirige pas sa réaction (violente sans doute) contre son adversaire ; quelque chose en lui n'autorise pas cet état de violence ; pour la fuir tout en continuant de crier tout haut l'injustice dont il est victime, il décide la G.F. ; il prend ainsi le public à témoin, c'est-à-dire qu'il l'oblige à devenir témoin de sa souffrance et à se transformer en moyen de pression pour que celle-ci se termine. Ce n'est pas de la souffrance de la faim qu'il s'agit ici : le sujet souffre de l'injustice dont il se juge victime et il souffre surtout du fait que lui-même ne peut pas imposer *sa* justice, c'est-à-dire qu'il ne peut pas exercer de violence sur l'autre ; (on a toujours dit que la G.F. est l'arme des faibles). Est-ce par amour de cet autre ou par amour de soi, craignant que cet autre, plus fort dès le départ, devenant violent ne le supprime ? Il nous est difficile de répondre à cette question, mais nous y reviendrons dans le chapitre sur la violence. Ce qui nous importe ici, c'est que la violence du plus profond du sujet signifie anéantissement et dislocation, mort, et tout d'abord de soi-même. Par ailleurs, son attachement à un Idéal de justice est si fort qu'il se trouve poussé, jusqu'à l'entêtement, à le réaliser. Que lui reste-t-il à faire ? Le gréviste de la faim choisit la voie la plus économique au plan narcissique : il s'identifie à son Idéal lequel devient (et doit devenir pour tout le monde) universel ; l'Idéal étant immortel, le sujet le devient également, d'où l'euphorie ou la joie ou, au minimum, l'indifférence pour le sort du corps, la faim, etc. Mais qu'est devenue la souffrance (associée à la violence) du départ ? ...eh bien c'est au corps de l'assumer. Il est évident que nous supposons ici un clivage du sujet en un sujet-âme (idéal et immortel) et un sujet-corps où se jouent la violence et la mort. Régressant (à cause de la frustration) au niveau de la phase orale de sa petite enfance, le sujet vit la fantasmatique de ce que la psychanalyse appelle le stade cannibalique oral. Ici manger et être mangé sont équivalents, c'est-à-dire que le sujet en mangeant son corps pour vivre, mange surtout l'autre identifié à celui-ci, alors que lui-même est identifié à l'Idéal immortel. C'est l'autre, l'adversaire, qui est appelé ainsi à assumer la souffrance-violence du corps et, pire, la mort que le sujet lui laisse à travers ce corps. Le public censé partager avec l'adversaire la même éthique et les mêmes lois, est appelé par cette problématique et cette fantasmatique à s'en dissocier peu à peu et à adopter en exerçant des pressions, celle du gréviste de la faim. Le processus efficace, c'est cette fantasmatique cannibale que le gréviste lui fait vivre, inconsciemment bien sûr : par ce biais le public se trouve dans la situation d'avoir à revivre le rapport cannibale avec l'autre et avec la mort, rapport qu'il a enfoui dans son inconscient en construisant de nombreux mythes pour s'en divertir ; il se trouve en tout cas face à sa négation de la mort et intervient pour rétablir celle-ci en soutenant le gréviste de la faim. Expliquant par là comment la G.F. réussit à atteindre ses objectifs (7), nous n'avons pas parlé du projet exemplaire de vie et de société qu'elle propose implicitement ; il nous faut rappeler ici que l'inflation de la G.F. est un fruit du 20e siècle, siècle caractérisé par la négation de la mort et l'exaltation de l'hédonisme (essentiellement alimentaire), chose que nous démontrons en nous appuyant sur les travaux de plusieurs penseurs et écrivains dans les chapitres de ce travail. A notre avis, les conduites comme les G.F. ou l'anorexie mentale (et même à un certain degré les cures d'amaigrissement), le « terrorisme » et d'autres nouvelles formes de violence organisées à l'intérieur et au quotidien de notre société, sont le résultat de cette négation de la mort ; mais la chasser mentalement et symboliquement de nos représentations individuelles et sociales la fait revenir sous sa forme brute et banale : la violence et la mort agies aveuglément dans le quotidien, presque comme un jeu infantile. D'autre part, nier la mort comme une composante d'un processus d'individuation et d'identification, signifie la non-intégration de l'angoisse à son propos, la non-intégration de la violence au sein des identifications et un appauvrissement de l'intériorité du sujet tentant de s'oublier dans l'hédonisme corporel et l'attachement excessif aux « choses » qui le lui procurent. Par la régression à la fantasmatique orale et un retour à la métaphysique des sociétés cannibales (sociétés sans ou contre l'Etat), le gréviste de la faim, malgré lui, nous propose vaguement un modèle social, utopique sans doute, mais où les valeurs et les principes vitaux mèneraient à un rapport différent à l'autre, à la mort, et en définitive à soi-même, à travers les mécanismes agis de l'incorporation et de l'introjection. Ici l'Autre (constituant du Soi) on le mange, qu'il s'agisse d'endocannibalisme (manger ses morts) ou d'exocannibalisme (manger ses ennemis) ; par l'incorporation on tente de rejouer la problématique de l'incorporation-introjection, c'est-à-dire d'acquérir une identité personnelle et sociale en assumant la schize, le manque existentiel ou le danger de Mort du Sujet qui ne cessent de revenir de la place de l'Autre. Les cyniques et les stoïciens de l'Antiquité grecque prônaient la nécrophagie comme faisant partie d'un corpus philosophique visant à « vivre sa mort » (Héraclite) pour vivre les profondeurs de sa vie et enrichir les dimensions du sujet et son intériorité. L'hypothèse à propos du projet de vie du gréviste de la faim tient incontestablement de la fiction et est le fruit d'une construction personnelle. Je suppose qu'aucun gréviste de la faim ne s'y reconnaîtra. Mais mon but n'est pas de prouver que le projet caché, et inconnu même de lui, derrière sa ré-volte, est de revenir à un *modus vivendi* basé sur les valeurs et la métaphysique des sociétés cannibales (sans Etat). Son action n'est qu'une réaction devant la *crise* profonde qui traverse la société occidentale et qui est même devenue une façon d'y vivre. Qu'elle soit (la crise) la difficulté d'un changement ou le changement même (Antonio Negri), il est certain qu'elle passe par une interrogation sur les *fins* de ce changement et surtout sur ses *fondements* et ses *origines*. Ramener la question du rapport à l'Autre et à la Mort de type cannibale, cela tient sans doute de l'interrogation sur les *origines* mais aussi de la difficulté de la régulation de la violence par l'individu contemporain en mal de père (« Dieu est mort ! », Nietzsche) dans ses processus identificatoires. Vouloir bannir la mort, individuellement ou socialement, par l'identification totale à un idéal ou par un hédonisme corporel total, c'est une manière d'éviter d'assumer et d'intégrer en soi la violence et le manque-à-être-Un. L'Autre, la violence, la Mort, le meurtre, chassés par la porte reviendront par la fenêtre, beaucoup plus forts... En fait, le gréviste de la faim n'a aucun projet de société ou, au mieux, il a un non-projet perceptible à travers des allusions et marqué par la nostalgie du passé qui pourrait, dans le cas le plus poussé, devenir du mysticisme ; nous reverrons d'ailleurs certaines de ces hypothèses dans le cas exemplaire de Gandhi : il a poussé le plus loin de tous la démarche du jeûne-grève de la faim ; le cas de Charles H. nous dira ses quatre vérités en face, à propos d'« Une Autre Vie ». Nous nous trouvons dans la majorité des cas face à des objectifs limités qui, en se réalisant, permettent aux militants de la « non-violence », d'intégrer et de perfectionner la stratégie de la G.F. comme une « arme » non violente (8) ; ils se fient sans doute aux apparences, mais ils laissent la question de fond : qu'est-ce que la violence dans la constitution de l'être humain ?

Cette question dans ses différentes dimensions (par rapport au sacré, etc.) va nous préoccuper dans la suite de cette étude juste après un parcours dans ce qui, selon toute évidence, apparaît comme la source, proche ou lointaine, des G.F. Telle est sans doute la grève amplement pratiquée aujourd'hui par différentes catégories sociales, puis ce sont les jeûnes dans leurs différentes formes religieuses et bien d'autres. Le cas de Gandhi nous préoccupe davantage puisque c'est lui qui offre une sorte d'assise éthicopolitique, voire religieuse à la pratique du jeûne — grève de la faim (9). D'autres paradigmes viennent, pris qu'ils sont dans une actualité de plus en plus récente, montrer à la fois la grande fréquence de cette pratique et la variabilité de ses formes.

Nous consacrons un chapitre à l'étude de la violence, puis nous étudions le langage socio-historique que constituent l'acte et l'objet de notre alimentation. Son étendue nous oblige à le voir sous des angles divers aussi bien dans différents types de société que dans différentes pratiques au sein de la nôtre (repas funéraire, végétarisme, littérature, etc.), ou dans leurs « déviations » (cannibalisme psychopathologique ou forcé, anorexie mentale, etc.). L'analyse de la fantasmatique, plutôt inconsciente, de l'oralité nous permet de découvrir un certain fonds fantasmatique commun entre ces dernières et la G.F.

Nous consacrons le quatrième chapitre à la question de la mort, notion importante dans ce qu'elle soutient, définit et trouble celle de la vie. De ses rapports avec la G.F. il a déjà été question ici ; l'éclaircissement de la place de la mort dans le fonctionnement social d'aujourd'hui nous permettra de mieux comprendre l'arrivée et l'inflation de la G.F.

Une tentative d'articulation est faite au cinquième chapitre entre les notions ci-dessus et le fonctionnement psychodynamique de l'individu ; le jeu de l'Idéalité et de sa nocivité est étudié avec le processus de l'identification ; l'incorporation et l'introjection, mécanismes en rapport avec l'oralité, sont également des notions clés de cette étude.

Enfin notre épilogue, plutôt que de conclure, tente d'ouvrir le débat à travers la notion de crise.

NOTES

(1) Son ampleur et une certaine banalisation la rendraient essentiellement caractéristique de la société occidentale d'après la Deuxième Guerre mondiale.

(2) Nous arrivons même, maintenant, à la G.F. contre la faim : le député italien du Parlement européen, Marco Pannella, a fait au cours de l'automne 1982 une G.F., déclarée illimitée, pour sensibiliser l'opinion publique et obliger les Etats à prendre des mesures urgentes pour sauver les millions de personnes du tiers monde menacées de mort par la faim. Les célèbres « emeutes de la faim » de la Tunisie et, un peu après, celles du Maroc étaient des mobilisations violentes de la population révoltée devant l'augmentation des prix des denrées alimentaires de base. En contraste avec cette mobilisation « contre la faim » les prisonniers que la police avait faits à la suite de ces émeutes ont entamé par dizaines des G F dont certaines se sont révélées mortelles (Maroc, fin août 1984) ; disons que les émeutes se sont déclenchées contre la mort par la faim alors que les G.F. étaient faites contre la mort de la liberté dans la prison. Il y a là une faim qui signifie la mort et une autre qui signifie la vie.

(3) L'Ordre laisse ici sous-entendre qu'il y aurait des conduites suicidaires à caractère pathologique et d'autres sans ce caractère, c'est-à-dire les G.F. : il considère ainsi implicitement la G.F. comme une conduite suicidaire ! Il lui est manifestement difficile d'échapper à un jugement qui évite à peine le classement

des G.F. dans l'anormal. D'autres médecins, malgré le fait qu'ils manifestent leur neutralité, n'échappent pas à ce jugement : « le psychisme humain est ainsi fait que la grève de la faim se pose en exploit. Il semble impossible qu'elle soit observée par un homme normalement constitué » (Sabatini, 1978).

(4) Son étude, courte, sur la G.F est celle qui a pris en compte le plus de facteurs comparativement à d'autres études, qui sont restées très limitées. Cependant, il oublie d'analyser le facteur de l'oralité ainsi que son inscription dans le mouvement des non-violents, soucieux qu'il est de défendre la G.F. comme une arme de celui-ci, et cela limite son angle d'approche ; c'est aussi le cas de G. Sharp (1975) et de J.-M. Muller (1972) qui font de la G.F. une des stratégies de la non-violence. Cette adhésion des non-violents à la G.F. ainsi que les arguments qu'ils avancent pour la défendre, nous ont permis en les étudiant, d'apercevoir certaines bribes d'un projet de société sans qu'ils arrivent à les articuler clairement. C'est au niveau de ces projets-là, jamais explicites, qu'il doit y avoir des points communs entre gréviste de la faim et militant non violent.

(5) V. Valère (1978), cette célèbre anorexique, était encore plus franche :

« Quel crime ai-je donc commis ? Refuser le monde : crime puni de prison à perpétuité.. et m'apercevoir de ma stupidité, à m'entêter, à vomir ces gens, ces maisons, cette société contraignante ».

Nous étudierons dans le 5e chapitre les différences, essentielles, entre anorexie mentale et G.F. ainsi que leurs similitudes et les passerelles de l'une à l'autre. Ce qui nous intéresse ici, dans les paroles de V. Valère, c'est la notion de crime, que nous reprendrons ultérieurement et surtout le sens qu'elle donne au fait de ne pas manger, véritable vomissement de la société.

(6) C. Baroin-Jaubert (à propos de la G.F. de Lyon, 1981) la voit plus modestement comme « la dernière chance de la démocratie devant le "désabusement" des Français » C. Delorme, initiateur de cette G.F. (Lyon, 1981), nous laisse entendre que, faite durant la période préélectorale, elle fut le coup décisif pour la victoire des socialistes, se limitant ainsi à l'intérieur du jeu électoral traditionnel et ce en contraste avec ses paroles de révolté : « il y avait du gaz dans l'air », « l'heure était venue de craquer l'allumette » (un dossier sur l'ensemble de cette grève est présenté dans la revue *Alternatives non violentes*, n° 42, automne 1981). J.-M. Muller (dans ce même dossier) voit dans la G.F « un acte d'espérance contre précisément toutes les raisons que ce monde insensé nous donne de désespérer » Dans la banalité de l'expression « ce monde insensé » il y a sans doute cette coupure entre deux mondes : celui-ci et celui qu'annoncent les G.F. L'immoralité dont souffre ce monde-ci (et qu'il faudrait changer) nous est donnée par le même auteur, « l'expérience nous a suffisamment montré que les tenants du pouvoir, surtout lorsqu'il s'agit du pouvoir d'Etat, se font une obligation d'être parfaitement insensibles à ce genre de pression (morale) » H. Ott (1979) nous permet d'entrevoir ce problème un peu plus avant. « Plus l'Etat, dans nos pays occidentaux, se renforcera (à cause du terrorisme), plus il sera fragile face aux actions comme la grève de la faim, car ces actions portent en elles sa condamnation » Nous n'avons toujours pas d'"autre" projet et nous ne pouvons pas en avoir puisqu'aucun ne le connaît, mais nous trouvons ici les traces... du commencement d'un tel projet : il suffirait que le terrorisme fragilise encore plus, en le renforçant, l'Etat pour que les G.F. l'anéantissent, pourvu qu'il y ait deux sujets différents (ou un sujet clivé ?) de ces deux types de sub-version !

(7) Nous n'avons jusqu'à présent entendu qu'un seul gréviste de la faim user d'une franchise bien rare ; il s'agit du Pasteur Jean Costil (Lyon, 1981) qui déclarait :

« ..percevant dans la "non-violence" une illusion.. ou une hypocrisie.. la violence physique contre soi-même comme moyen de pression ? C'est là aussi un terrorisme, mais d'un autre type, plus insidieux, porteur de l'idée d'immolation, de sacrifice. C'est une manière subtile de mettre peu à peu mal à l'aise...

Et c'est bien de cela qu'il s'agit dans la grève de la faim exercer une pression intolerable sur l'esprit, la conscience, le cœur, l'âme de celui qu'on veut faire plier. Entrer en « violence propre » aux deux sens du mot : « propre parce qu'on ne veut pas faire couler le sang des autres mais leur laisser le temps de changer d'avis ; « propre » au sens de « contre soi-même »

Ces propos francs, ainsi que bien d'autres que nous avons eu l'occasion d'échanger avec Jean Costil, nous ont beaucoup aidé dans notre démarche. Nous trouvons ici l'occasion de le remercier pour son aide précieuse.

(8) Nous rappelons que cette étude ne concerne les mouvements de la « non-violence » ou de la « désobéissance civile » que dans la mesure où ceux-ci adoptent la G F. comme une de leurs stratégies. Nous n'avons donc aucune prétention à porter un regard « global » sur ces pratiques Le dévoilement que nous faisons ici et là de certaines de leurs intentions ne prétend pas expliquer l'ensemble de leurs motivations et projets

(9) Bien qu'on ait voulu donner des sens différents à ces termes. et il y en a. ils sont souvent employés l'un a la place de l'autre dans les pratiques de lutte sociale A l'origine nous voyons dans le jeûne un sens diétético-religieux et strictement personnel, alors que dans la G.F. il y a un sens revendicatif de lutte sociale. J -M. Muller (1972) voit dans le jeûne un sens religieux ou thérapeutique et dans la G.F. un sens politique, distinguant entre G F. « limitée » et G.F « illimitée ». H. Ott (1979) voit le jeûne s'adresser à l'intérieur (de soi ou d'un groupe d'amis), alors que la G F s'adresse à l'extérieur · opposants, opinion publique. G. Sharp (1973) distingue la G F. a but coercitif envers un opposant, le *jeûne satyâgraha* qui s'adresse a des proches, et non à des opposants, avec le but de les convertir, du *jeûne de pression morale* qui vise à influencer « moralement » d'autres personnes pour favoriser la réalisation de certains objectifs

CHAPITRE I

RACINES ET PRATIQUES DES GRÈVES DE LA FAIM

LA GRÈVE

Dans le terme « grève de la faim » le mot *faim* semble être subordonné à celui de *grève*, dont il ne serait qu'un qualificatif, comme c'est le cas dans les termes : « grève du travail » ou « grève du zèle », etc. En somme, il s'agit de préciser l'instrument ou la forme à travers lesquels se manifeste cet invariant des pratiques sociales, la grève ; manifestement au moins, puisque le mot *faim* contredit celui de la grève ; mais avant d'en arriver là, il nous faut voir le sens historico-social de la pratique de la grève (1), dans laquelle s'enracine, entre autres, la grève de la faim.

Bien qu'aujourd'hui elle se soit banalisée (depuis qu'elle est devenue légale selon G. Adam, 1981) et que toutes les catégories sociales s'en soient emparées sous une forme ou sous une autre, la grève est historiquement la forme par laquelle se manifeste le conflit ouvriers-patronat. Elle vient en général témoigner de la détermination des travailleurs à obtenir ce qu'ils revendiquent.

Sans doute, les images de grève les plus fortes, que nous gardons en mémoire, sont celles de l'ère industrielle ; cependant, le phénomène est très ancien. On considère que les premières grèves de l'histoire sont celles des travailleurs égyptiens à la période du Nouvel Empire sous le régime de Ramsès III : les ouvriers cessèrent le travail au tombeau de Pharaon, protestant à la fois contre l'irrégularité des salaires fournis en nature et contre les traitements indignes dont ils étaient victimes (Encyclopaedia Universalis). Ils réunissaient déjà les deux conditions indispensables : être à la fois nombreux, pour s'encourager par la force du groupe et par la solidarité, et qualifiés, pour rendre leur remplacement, par des esclaves ou autres, impossible. Cela veut dire que la grève, dès ses débuts et au cours de ses répétitions ultérieures, n'est pas une ultime réaction des travailleurs ou des esclaves affamés, mais une revendication pour l'amélioration de la vie d'une catégorie de travailleurs qui constitue plus ou moins l'élite par rapport aux autres ; ceci suppose une prise de conscience de cela et une certaine envie de confirmation et d'amélioration de cette identité sociale.

Il en sera ainsi ultérieurement, car le phénomène va aller en s'amplifiant, les conditions de l'industrialisation l'amenant à son explosion et révélant la dimension révolutionnaire portée en son sein. D'abord démarche illégale, la grève fait de plus en plus force de loi jusqu'à ce qu'elle devienne un droit dans la constitution de 1946 et un principe fondamental du fonctionnement social (2) (elle est implicitement reconnue avec le droit au syndicalisme en 1864). Fruit de la lutte des classes selon la terminologie marxiste, la loi de la classe dominante ne concède que ce qu'elle ne peut plus interdire, tentant de réglementer, de canaliser et de stabiliser un processus social, quand bien même cette loi n'est que la photographie ou le reflet du rapport de force des classes. C'est ainsi que la grève-droit perd le caractère révolutionnaire qu'elle avait, surtout au 19e siècle, par la forme qu'elle prenait : grève générale ou pas (ce sont les grandes grèves de mineurs du début du 19e siècle qui ont inspiré *Germinal* de Zola ; ces grèves s'appuyaient sur l'élément critique de l'industrie alors en expansion : sa source d'énergie).

Action structurellement violente, comme nous venons de le voir, la grève vient par son inaction apparente se situer entre la violence effective d'un côté et la négociation de l'autre. Le sens du passage successif d'une étape à l'autre est déterminé par les circonstances. D'un échec des négociations entre les deux parties opposées on arrive à la grève qui peut déboucher, pour des raisons que nous verrons ci-après, à la violence effective ; et parfois le sang va couler. A l'inverse, une violence exercée sur un ou plusieurs membres d'une catégorie sociale par une autre peut déclencher une grève pour obliger cette dernière à des réparations et au rétablissement de la justice.

Revendicative bien avant qu'elle n'ait démarré, la grève plonge ses racines dans la notion de la justice et de ses rapports avec l'injustice (partage des biens sociaux dont le principe est très fluctuant selon le contexte socio-culturel, les conditions et le temps de travail et toute une série d'autres facteurs devenant, à un moment donné, impératifs pour une ou plusieurs catégories sociales).

Bien que non violente, dans son inaction des premiers temps (même quand elle est faite en réponse à une violence), elle est vite débordée par des formes de violence effective. En effet, l'épuisement (qui peut aller jusqu'à l'apparition de la famine, au moins pour l'une des deux parties en cause), favorise le passage à l'action violente du fait du dépassement rapide du seuil de l'inaction : occupation des locaux (usines, etc.) ; piquets de grève et violence contre les « jaunes » ; autres actions, ayant pour effet de « gêner » le fonctionnement social, qui déclenchent souvent la répression par les forces de l'ordre. Ce qui est à noter ici c'est cet échange de coups entre les deux parties, l'épuisement et la faim de l'une constituant l'arme de l'autre, chacune tentant d'imposer sa propre notion de justice et de pouvoir. Depuis la législation et la banalisation consécutive de la grève, des médiateurs tentent d'établir des compromis entre les deux parties (certains Etats, par exemple la Suède, ont même institué des commissions permanentes fonctionnant dans ce sens), de faire pencher la balance en somme vers le dialogue-négociation plutôt que vers la violence. Malgré ces changements, l'aspect révolutionnaire n'a pas totalement disparu de la grève, simplement il se fait plus rare (les exemples français de 1947 et de 1968 en témoignent).

Les grandes grèves illimitées du passé, jusqu'à la famine, se sont également raréfiées. De nouvelles organisations et de nouvelles formes de grève les ont transformées. Elles sont maintenant à la fois plus efficaces et plus rentables pour les travailleurs. Tel est le cas par exemple des « grèves tournantes » où quelques heures d'arrêt de chaque travailleur, donc de perte de salaire, suffisent à bloquer pendant longtemps une grande entreprise ; les « grèves perlées », par une diminution volontaire de la cadence, arrivent à un résultat sans rien faire perdre aux ouvriers ; les « grèves du zèle » adoptent le même principe alors que les « grèves thrombose », ou « grèves bouchon », seraient les « grèves sauvages » non contrôlées et non médiatisées par les grandes centrales syndicales auxquelles le patronat peut répondre par le « lock-out ». Ces pratiques garderaient quelque chose de la brutalité, de la spontanéité et même du côté révolutionnaire des grèves du passé ; mais, d'une part elles sont très rares et limitées localement et, d'autre part, interdites dans la plupart des pays. Ces pratiques se sont affinées et compliquées, les revendications se sont transformées, les catégories sociales y ayant recours se sont multipliées ; aussi l'affrontement n'est pas toujours réalisé dans le concret entre les deux adversaires.

Ces dernières années, nous constatons une tendance croissante des grévistes à informer l'opinion publique de leur grève ; ils craignent l'isolement ou d'éventuelles retombées négatives de la part de cette même opinion publique, même en cas de victoire ; dans certains cas, c'est encore pis : c'est le public qui subit les conséquences néfastes de la grève ou de certaines actions des grévistes et, dans ce cas, il sert de moyen de pression entre les grévistes et les instances contre lesquelles la grève est dirigée. Ainsi, le public est obligatoirement plus qu'informé de l'injustice dont les grévistes sont victimes : devenant lui-même victime, il est poussé vers une prise de position en faveur des grévistes-victimes, à travers une identification obligatoire. Il y a ici un glissement considérable par rapport aux grèves traditionnelles car le public devient à la fois l'otage et le juge et *doit* s'aligner sur celui qui se considère comme victime et utilise différents moyens de coercition.

En somme, la violence change de forme et de caractère, sans que pour autant disparaissent les buts et la cible des actions de grève. Le public subit et exerce une *violence morale* ; culpabilisé du fait de son indifférence, il devient un allié décisif du gréviste.

Les grèves de la faim sont généralement un phénomène des deux ou trois dernières décennies. Elles étaient très rares avant la Deuxième Guerre mondiale et inexistantes avant le 20e siècle. Nous en parlons ici parce qu'effectivement le gréviste de la faim s'adresse essentiellement à l'opinion publique et c'est à travers la pression exercée à l'encontre du public qu'il espère réparer l'injustice dont il est soit un simple témoin, soit la victime. Les deux types de grève, classique et « de la faim », se sont tenus jusqu'à aujourd'hui à distance, même dans le cas de la grève de 1978 en Bolivie où deux groupes différents faisaient simultanément la grève générale et la grève de la faim (cf. nos paradigmes). Comme nous le disions un peu auparavant, la grève et la faim étaient des armes qui s'opposaient dans la lutte : les ouvriers se servant de la grève et le patronat comptant sur leur faim. Nous ne connaissons qu'un seul exemple, tout récent, où la grève de la faim a été employée par des ouvriers comme forme de grève. L'inquiétude que cela a soulevé, comme nous en parlerons un peu plus loin, témoigne de l'importance de l'enjeu : la grève de la faim serait-elle la forme ultime de la grève ? Ultime étant entendu ici au plein sens du terme : soit qu'après il n'y aurait plus de grèves ni de grévistes (fin de la grève) soit que la grève de la faim serait plutôt une faim du sens premier de la grève, celui où la lutte revient à sa forme violente entre les deux termes opposés du départ... Nous pensons que le gréviste de la faim signifie par son acte les deux choses : la première parce qu'il nie la mort et la deuxième parce qu'il le fait en retournant la violence sur lui-même.

JEUNES RELIGIEUX OU AUTRES

> « Avec le jeûne l'intelligence s'éclaire · les opérations de l'esprit deviennent plus faciles ».
>
> PYTHAGORE

Pratique sociale qui peut même parfois avoir un caractère politique, individuel ou collectif, la grève de la faim n'est pas en rapport direct avec le sacré, comme nous le remarquons dans notre introduction. Cependant, dans plusieurs de nos exemples, nous remarquerons que souvent les lieux sacrés abritent et donnent refuge aux grévistes de la faim. A un degré de plus, nous avons observé que ce sont les représentants de telle ou telle religion qui pratiquent eux-mêmes la G.F. ; il faut aussi rappeler ici l'ambivalence foncière et même une certaine appréhension que manifestent les différents ordres religieux devant cette pratique : dans la G.F., quelque chose fait peur. Au-delà de l'aspect incontrôlable de cette pratique par les prêtres de chaque ordre (leur rôle de médiateurs entre les hommes et Dieu est supprimé, ignoré ou méprisé par le gréviste qui ridiculise en quelque sorte leurs rituels par sa pratique, en se mettant en communication directe avec le Vrai ou le Juste), nous pensons que l'appréhension ou la peur des religieux prend ses racines à un niveau beaucoup plus profond et entièrement caché dans la démarche du gréviste de la faim : à l'intérieur du projet de la G.F. (qui présente souvent une série d'injustices qu'il arrive à faire réparer) et à un niveau non explicite, se situe une autre proposition à propos de la Vérité, de la Justice et de leur réalisation dans la Vie provisoire ou éternelle, lesquelles ne se distinguent d'ailleurs pas ; il y a, en somme, potentiellement une subversion de l'ordre (religieux) régnant et le nouveau s'annonçant par cette subversion s'organise autour d'une pratique connue de l'ordre ancien, remise en quelque sorte « au goût du jour » : *le jeûne.*

Nous verrons dans les chapitres qui suivent les différents paramètres qui interfèrent (violence essentiellement orale, mort, etc.) et nous ferons vers la fin une série d'hypothèses pour expliquer l'inflation contemporaine du phénomène.

Ce que nous voulons pointer ici, c'est que la G.F. s'enracine dans le jeûne religieux et en constitue une émanation, tout en le détournant dans la forme et les buts.

Le jeûne religieux est consubstantiel à toute religion dans la mesure où, par une série de règles et des lois explicites, il réglemente la subordination du corps à l'esprit. Il permet ainsi à celui-ci d'approcher la Divinité ; par une mise en pratique, véritable incarnation de ses idéaux et principes ; c'est une des formes de la Katharsis, pratique spirituelle qui, à un deuxième niveau, permet à l'être humain de se libérer du Mal et d'approcher le Bien, la Divinité. Il est donc évident que le premier niveau et le premier champ pratique et concret de son application c'est le corps ; celui-ci, à cause de ses besoins, résiste moins bien au Mal, qu'il finit par incarner.

Depuis que nous trouvons trace de religion nous rencontrons toujours le jeûne (souvent partiel) : il en est ainsi pour les Assyriens, les Egyptiens, les Grecs, les Romains, etc. Les jeûnes les plus connus de notre ère sont sans doute le *Carême* pour le christianisme et le *Ramadan* (abstinence de nourriture et de rapports sexuels diurnes) pour l'islam. Mais il faut dire aussi que tous les peuples animistes font usage de cette pratique, comme nous pouvons le constater chez ceux qui survivent encore aujourd'hui.

Les prêtres de toute secte, les mages de toute tendance mysticiste y ont recours pour « libérer » l'âme du corps et du Mal ou même pour « éclaircir l'intelligence », comme disait Pythagore (celui-ci avec les Eleates, Empédocle, etc. se trouve sur le passage et l'articulation du mysticisme et de la philosophie où la *Katharsis* et l'*Askesis* vont prendre un usage particulier). L'« éclaircissement de l'intelligence » voire même son éclatement et son enivrement sous forme d'optasies, d'hallucinations ou de préfigurations de l'Avenir sont obtenus de la même façon par des prophètes et des saints (Boudha, Mahomet, Sainte Thérèse, etc.). Nous étudierons dans ce même chapitre le cas de Gandhi et nous verrons son évolution à travers les jeûnes de l'hindouisme (vichnouïtisme et jaïnisme) et comment il arrive à en faire un instrument politico-religieux très puissant. Une des variantes du jeûne extrême permettant l'éclaircissement total de l'esprit est la forme de jeûne que pratiquent les

ascètes.

Ils ne sont pas sans poser de questions à l'ordre religieux et monastique.

L'Askesis (exercice) est un concept de la philosophie grecque ; il s'agit de l'effort du philosophe ou de tout être humain qui consiste, à partir du constat quotidien, à amener sa vie vers les buts intérieurs et supérieurs en se libérant progressivement et difficilement de la banalité de la vie commune et matérielle. L'image qui peut le représenter est celle de deux chevaux tirant un char dans des sens opposés ; elle montre effectivement la difficulté de l'âme (l'un des chevaux) à orienter sa vie dans un sens en soumettant le corps et ses passions (l'autre cheval). Ce problème a préoccupé tous les philosophes (Platon : Phédon, Phèdre, etc.) et plus particulièrement les cyniques et les stoïciens qui, en se coupant des sensations corporelles ou en les ridiculisant, ont amplifié la dimension de l'intériorité du sujet.

Repris par le christianisme (ascèse, ascétisme) le jeûne est devenu la voie par excellence de la déification (le boudhisme et d'autres religions emploient d'autres termes pour désigner la même chose). Pratiqués essentiellement par des moines mystiques, le jeûne et l'isolement prennent une forme extrêmement austère et intransigeante de *mortification corporelle.* La réduction du corps au néant (et non à la mort), en s'associant aux autres mesures (érémitisme dans le désert, dans des grottes inaccessibles, des sépulcres, des arbres creux ou sur les colonnes : stylistes), permet de s'éloigner au maximum de Satan qui règne dans le monde et dans le corps. Supprimant même tout bavardage et toute imagination intérieurs, le moine peut ainsi accéder au *silence total* et y entendre la parole de Dieu ; mais entendre Dieu, c'est devenir son égal et Lui ressembler.

Pour l'ascète, la mort n'existe pas ; seul son corps nous la rappellera ; la seule chose qui existe, c'est Dieu et il le devient. Le corps du gréviste de la faim subit exactement le même sort, lorsque, bien sûr, sa démarche prend sa vraie forme : grève de la faim illimitée ; il devient, tout en oubliant son corps, l'Idéal que les autres ont bafoué.

Nous voulons rappeler ici le caractère inverse du *jeûne* et de *l'expérience de la mort* (dans des grottes et autres « ventres symboliques ») des

rites d'initiation.

Ici, comme nous le verrons ci-après à propos des cyniques et des stoïciens, le jeûne et la mort sont des expériences intégratives et non exclusives. Les souffrances que les novices subissent à travers les différentes formes du jeûne n'ont pas pour but de les éloigner des passions du corps mais de leur permettre de prendre conscience de la valeur sacrée de la nourriture, du respect qu'on doit lui manifester car elle est indispensable à la subsistance. La combinaison de cette expérience-là avec celle de la mort initiatique fait revivre au candidat l'état chaotique de non-statut social, juste avant d'y parvenir, véritable renaissance que le rite symbolise. Il y a là intégration de deux types d'existence, de deux niveaux d'identité, de l'inférieur vers le supérieur : le non-initié (identité inférieure) est celui qui est encore attaché à sa mère ; nourri par elle, il ignore les dimensions sacrées de la nourriture ; dépendant d'elle (la mère), il n'a pas de statut social propre. Le rite d'initiation (jeûne, mort initiatique, etc.) le fait naître au statut social (identité supérieure) tout en intégrant l'identité ancienne, la mort et la sacralité de l'alimentation dans le sens que chaque société leur donne. Dans ces sociétés primitives où les valeurs et les pratiques sociales sont différentes des nôtres, il est à rappeler un type bien particulier du jeûne, le

jeûne du cannibale.

On le rencontre dans les sociétés qui pratiquent l'exo-cannibalisme, c'est-à-dire le cannibalisme des ennemis capturés (cf. H. Staden, 1557). Comme nous le verrons dans le troisième chapitre, l'ennemi capturé relève d'un statut bien particulier : il peut même arriver à être adopté par le maître d'un village et à y fonder une famille. Quelque temps, voire quelques années, après sa capture, il est tué soit par son propre maître, soit par un autre désigné par la communauté (en général à coups de massue) durant une cérémonie particulière, puis mangé selon un certain code de partage des morceaux de son corps. Son bourreau est le seul du village (alors que tout le monde, jusqu'aux tout petits enfants, participe au repas) qui ne doit pas manger de la victime. Au contraire, il va vomir juste après le repas cannibale des autres et observer durant une lune (un mois) un jeûne très strict.

De son comportement, le sort de toute la communauté dépend, puisqu'ainsi les esprits ancestraux de la victime ne se vengeront pas. Par ailleurs, il rajoute un autre nom au sien et ainsi chaque fois qu'il tuera un ennemi. C'est pourquoi les hommes les plus glorieux du village sont ceux qui ont le plus grand nombre de noms ajoutés à celui d'origine.

Manger l'ennemi sert à la fois à venger ses propres morts mais aussi à acquérir les forces de celui-là, forces qui personnifient sa propre mort comme menace potentielle ; c'est-à-dire en mangeant l'ennemi, on mange sa propre mort.

Le bourreau qui opère cettre transformation par la mise à mort de l'ennemi mérite sans doute gloire et honneur. Le nom qu'il rajoute au sien en témoignera tout au long de sa vie. Son jeûne, moyen de neutraliser les forces maléfiques, semble être l'équivalent inversé du repas de ses compagnons : eux, ils avalent le corps de leur ennemi, et de leur mort ; lui, les esprits.

Un tout autre type de jeûne semble s'être pratiqué durant le 19e siècle et certains auteurs nous apportent des témoignages :

le jeûne spectacle

Sport ou pratique artistique qui a disparu avec le changement du siècle (à notre connaissance au moins).

Un très bel exemple nous est raconté par Kafka dans sa nouvelle *Un champion du jeûne* et nous en notons certains détails assez surprenants. Kafka remarque la baisse de l'intérêt du public pour ce genre de spectacle qui, autrefois, attirait les foules et encore plus les enfants. Le jeûneur, qu'on appelait « artiste », répétait son spectacle de ville en ville, gagnant ainsi sa vie. Enfermé dans une cage sur la place publique, il avait juste une paillasse où s'allonger et une pendule pour lui montrer le temps qui passait.

> « Outre les spectateurs d'occasion, il y avait aussi là, à titre permanent, des surveillants choisis par le public, en général — fait curieux — des bouchers, qui se relayaient par groupe de trois et qui avaient pour mission d'observer le jeûneur jour et nuit pour l'empêcher de s'alimenter en cachette, mais c'était pure formalité... le jeûneur n'eût absorbé à aucun prix, même contraint, le moindre atome de nourriture aussi longtemps que durait le numéro... il aimait beaucoup mieux les contrôleurs qui s'asseyaient tout près de la grille et qui... le maintenaient sous le rayon des lampes de poche... de toute façon, il lui était impossible de dormir... Il était toujours prêt, avec de tels gardiens, à passer la nuit sans sommeil... mais il touchait au comble du bonheur quand, le matin venu, on leur apportait à ses frais un déjeuner supercopieux sur lequel ils se jetaient...
>
> ... Il y avait bien, à vrai dire, des gens qui voulaient voir dans ce déjeuner une illicite corruption des contrôleurs, mais ils allaient vraiment trop loin. ... Nul, en effet, n'était capable de passer ses jours et ses nuits à observer le jeûneur sans arrêt... Le jeûneur seul pouvait le savoir, il pouvait seul constituer devant son jeûne un spectateur parfaitement satisfait. Mais, de son côté, il ne l'était jamais... peut-être ne maigrissait-il tant que par mécontentement de soi. Il était seul, en effet, à savoir . . combien le jeûne est chose facile ; il n'était rien de plus aisé. Il ne le taisait d'ailleurs pas, mais on ne voulait pas le croire ; ... comme temps maximum de jeûne, l'impresario avait fixé quarante jours... et pour une bonne raison. L'expérience prouvait, en effet, que, pendant quarante jours, une réclame bien dosée pouvait aiguillonner l'intérêt d'une cité d'une façon de plus en plus efficace, mais qu'ensuite le public

se raréfiait... Pourquoi voulait-on lui ravir la gloire de jeûner encore... du moins de battre ses propres records, de le battre jusqu'à l'absurde, car il ne sentait aucune limite à sa faculté de jeûner... C'est ainsi qu'il vécut de longues années... dans une profonde mélancolie qui s'aggravait encore du fait que personne ne la prenait au sérieux... Que lui restait-il à désirer ?... (quelqu'un) voulait lui expliquer que sa tristesse venait probablement de la faim, il arrivait au jeûneur, surtout dans les derniers temps de son temps réglementaire, de répondre par un accès de rage et de se mettre, au grand effroi de tout public, à secouer comme une bête les barreaux de sa grille... Comment lutter contre cette incompréhension... Un beau jour le jeûneur... se vit délaissé du public... Pour choisir un autre métier, il était non seulement trop vieux, mais surtout trop fanatiquement adonné à l'ivresse du jeûne... et se fit-il embaucher par un grand cirque... on le logea dehors, tout près des écuries... il se rendait compte qu'il n'avait jamais affaire qu'à des visiteurs d'écuries... les émanations des écuries, le transport de la viande crue pour les fauves, le cri des bêtes au moment des repas blessaient les sens et accablaient l'âme.. c'était aux bêtes après tout qu'il devait ce flot de visiteurs... on passait devant lui sans le voir... le petit tableau des journées de jeûne n'était plus tenu à jour... les jours et les semaines passèrent... Tu jeûnes toujours ? demanda l'inspecteur... Pardonnez-moi tous ! souffla le jeûneur... parce que je suis obligé de jeûner, je ne saurais faire autrement... parce que je ne peux pas trouver d'aliments qui me plaisent... Ce furent là ces derniers mots, mais dans ses yeux mourants, brillait la conviction, ferme encore, malgré sa fierté disparue, qu'il continuait à jeûner... Quant à la cage, on y logea une jeune panthère... »

Le génie de Kafka, quand il s'appuie sur l'observation d'une certaine réalité, a bien vu certains traits caractéristiques de ces personnalités qui faisaient de leur anti-faim un numéro public, jouant sans doute sur l'insolite ou sur le réveil chez les humains de quelque chose d'inhumain. La mise en scène, la cage, renvoie à la bête sauvage, le fauve, auquel d'ailleurs on fait explicitement référence soit durant ses crises de rage, soit quand il est embauché au cirque et c'est à côté d'eux qu'on le place. Mais au fur et à mesure que le temps passait le jeûneur devenait extrêmement faible ; pourquoi alors la cage ? Pour protéger qui et de quoi ? D'autant plus que le jeûneur ne taisait pas sa grande facilité de jeûner ; il y a un certain renvoi à la folie et, à cette époque, on enfermait les personnes qui en étaient atteintes dans des cages un peu plus grandes, les asiles, pour que la société en fût protégée ainsi que de la contamination. Mais pourquoi le public avait-il ici besoin d'être protégé du jeûneur ? Sans doute pas à cause de ses crises de rage de la fin de son jeûne. Il y avait là, à notre sens, un puissant fantasme inconscient dont le public était protégé par la distance surtout imaginaire que la cage établissait. C'était d'ailleurs du fait de ce même fantasme que le spectacle présentait un intérêt pour la foule, sans que celle-ci en eût la moindre conscience, bien entendu : fantasme de cannibalisme que le jeûneur mettait en scène d'une façon tellement évidente et pourtant si incompréhensible ; durant son jeûne il continuait de s'alimenter pour que sa vie, si réduite fût-elle au niveau de ses besoins, pût continuer ; mais de quoi s'alimentait-il ? Kafka note remarquablement bien le soupçon jamais apaisé du public, du jeûneur lui-même et surtout de ses contrôleurs ; ceux-ci, étonnamment bien choisis par le public, étaient tous des bouchers ! Qui contrôlerait mieux qu'un boucher, même en pleine nuit et en toute immobilité, la présence éventuelle d'un morceau de viande puisqu'il le reconnaîtrait immédiatement à son odeur ? Et pourtant, malgré tout, le soupçon persistait envers le jeûneur. Ils ne percevaient rien de la tricherie, ce qui faisait la réussite du spectacle (comme de beaucoup de spectacles d'ailleurs). C'est qu'ici la tricherie échappe même au tricheur car elle emprunte les voies de l'inconscient : le jeûneur se mange lui-même, s'alimente de sa propre chair, pratiquant tout évidemment, mais d'une manière invisible, l'autophagie ou l'autocannibalisme. Tout se joue parce qu'ici un signifiant est pris au sens propre : l'acte de manger implique la bouche et son fonctionnement ; puisqu'elle ne fonctionne pas, le sujet ne mange pas. Nous rappelons ici le rêve d'une anorexique (que nous étudions dans un autre ouvrage, cf. K. Nassikas, 1990) : se voyant attaquée par une lionne, elle lui oppose, pour se défendre, sa bouche bien fermée. Il s'agissait de l'agressivité orale et d'un simple renversement de sens, ce dont l'inconscient est si capable, pour signifier une chose par son contraire : la bouche fermée pour se défendre contre une lionne qui attaque à bouche ouverte pour la dévorer ! C'est sans doute aussi le point clé du passage inconscient vers l'anorexie grave : cette difficulté imaginaire d'échanger l'agressivité orale et de l'assumer est évitée par le passage, au vrai, à la bouche fermée ! Simplement, on n'échappe pas à un conflit inconscient en l'évitant, mais, si on ne peut le résoudre et l'intégrer au fonctionnement psychique global, on se condamne à le répéter sous différentes formes de symptômes mentaux ou comportementaux. D'ailleurs, notre jeûneur ci-dessus déclare à la fin, pour expliquer son dernier jeûne et sa mort, qu'il ne pouvait faire autrement que de jeûner puisqu'il n'y avait pas d'aliments qui lui plaisaient : un véritable anorexique mental ! L'était-il ou l'est-il devenu ? On aura à se poser la même question à propos de certains grévistes de la faim qui suivent la même évolution : on ne joue pas avec le feu impunément ! Ce qu'on peut dire ici c'est que les deux processus ont en commun plusieurs paramètres au niveau du fonctionnement psychique de ces sujets. Seul un léger voile les sépare.

Par ailleurs, Kafka analyse aussi finement un autre aspect de la personnalité du jeûneur qui nous rappelle celle de l'anorexique : c'est cette tristesse, cette mélancolie de vivre ; le jeûne offre l'illusion ultime d'une satisfaction encore probable ; c'est aussi cette toute-puissance et infatigabilité de l'esprit et de la volonté (il n'y a pas de fatigue, pas d'envie de sommeil) c'est surtout l'insatiabilité par rapport à l'idéal à atteindre ; « peut-être ne maigrissait-il tant que par mécontentement de soi » ; d'où résultent la tristesse et le mépris de la vie. Il s'agit d'un Idéal (le rêve du jeûneur paraît comme tel) qui n'a pas de fin (« de se battre jusqu'à l'absurde »), ni de limites et auquel le jeûneur s'identifie ; la mort n'existe plus... Il y a le nombre de quarante jours qui nous paraît incompréhensible ; pourquoi l'intérêt du public disparaissait-il au bout de quarante jours de jeûne ? La symbolique du nombre quarante (cf. Dictionnaire des Symboles, Seghers) associe, partout où elle se retrouve, les notions de l'épreuve ou du châtiment et de la mort : ce sont aussi les quarante jours du déluge d'où Noé sort vivant ; il y a quarante jours de jeûne qui préparent la Résurrection pascale ou entre la Résurrection et l'Ascension du Christ ; celui-ci a affronté pendant quarante jours la solitude et la tentation, et son passage par le sépulcre dure quarante heures. Dans tous les rituels mortuaires c'est là le nombre de jours nécessaire pour que la dépouille soit considérée comme définitivement débarrassée de tout corps vivant, le plus subtil soit-il, c'est-à-dire de toutes ses âmes. C'est aussi la durée requise pour que se lèvent les interdits du deuil. C'est également le temps d'un cycle de vie (40 ans).

Par rapport au jeûneur, on peut le comprendre comme le temps symbolique de la mortification totale de son corps et de son détachement complet dans sa Volonté-Idéal ; pour le public, ce serait le temps de son deuil inconscient qui soutiendrait aussi son intérêt durant le jeûne, deuil commencé dès le début de l'épreuve à la vue de ce corps-mort dévoré progressivement par le jeûneur. Il ne s'agit ici que d'approximations quelque peu magiques comme le nombre les suscite souvent.

De Succi et Merlatti sont deux Italiens du 19e siècle, célèbres pour leurs démonstrations de l'art du jeûne dans plusieurs villes de France et d'autres pays. Merlatti s'est prêté aussi comme objet d'observation au regard de la science médicale désireuse de comprendre les transformations de l'état mental durant l'inanition (et pas du sujet qui la pratique). Il est devenu ainsi un exemple célèbre de

jeûne expérimental

Monin et Maréchal ont recueilli l'observation avec beaucoup de soin et ils l'ont publiée dans *Histoire d'un jeûne célèbre*. H. Lassignardie (1897) nous rapporte les moments caractéristiques de cette observation. Sans nous y attarder ici, nous remarquons comme dans le *Champion* de Kafka, l'infaillible volonté de Merlatti, sa « faim » de célébrité et ses rêves-cauchemars dans lesquels il est poursuivi par des ennemis pour être tué ou, placé devant des festins, il se trouve quasiment anorexique.

Les différentes formes de jeûne que nous venons de présenter n'épuisent pas toutes les variations que l'on pourrait énumérer et analyser. Ceci n'étant pas l'objet de notre étude, nous nous sommes limité aux plus exemplaires.

L'« EXERCICE DE MORT » (MELETÉ THANATOU) CHEZ LES PHILOSOPHES

La grève de la faim, produit du 20e siècle, ne s'ancre dans aucune tendance philosophique (3), elle est une pratique sociale et non un courant de pensée ; l'usage qu'elle fait du corps et de l'âme trouve cependant beaucoup d'échos dans d'autres pratiques, comme nous le notions précédemment à propos de l'ascétisme, des jeûnes, etc.

Ici, nous allons voir brièvement quelques-unes de ses racines lointaines dans les courants et pratiques philosophiques de l'Antiquité. Il est certain que la relation entre les deux peut ne pas paraître évidente au lecteur mais il faut concevoir l'être social de chacun comme porté par l'histoire ; ses inventions sont la plupart du temps des (re)découvertes (ré)adaptées à la réalité et aux exigences du moment, et sa pensée est très souvent du déjà-pensé.

L'indifférence ou même le mépris du gréviste de la faim envers le corps, qu'il oublie, pour ne pas dire sacrifie aux exigences de son esprit ou de son âme, n'est pas sans nous rappeler un traitement analogue, mais non identique, que lui réservaient les philosophes de l'Antiquité.

C'est dans *Phédon* que la vision platonicienne de la relation entre âme et corps est la plus explicite ; Socrate, à la suite de sa condamnation, se retrouve en prison et s'apprête à quitter celle que son corps constitue pour son âme. Il choisit ce moment propice pour développer devant ses disciples sa théorie de la séparation entre ces deux éléments, leurs interrelations et la notion de mort.

Si, dans toute l'œuvre de Platon, les choses matérielles sont méprisées au profit des *idées* (eidé), ici le corps est clairement nommé comme un obstacle aux réalisations de l'âme. Prenant l'exemple du poète, Socrate démontre que celui-ci ne se fie ni à son ouïe, ni à ses yeux pour atteindre la vérité des choses mais plus à son âme.

> « La condition favorable, certes, pour qu'elle (l'âme) raisonne bien, c'est je pense, quand rien ne la trouble de tout ceci, ni ce qu'elle entend ni ce qu'elle voit, ni une souffrance et pas davantage un plaisir, mais que, au plus haut degré possible, elle en est venue à être isolée en elle-même, envoyant promener le corps, et que, sans commerce avec celui-ci, sans contact non plus avec lui, elle aspire au réel autant qu'elle en est capable. »

Le corps, donc, trouble l'âme et l'empêche, chaque fois qu'elle a commencé à commercer avec lui, d'acquérir vérité et pensée. Il va de soi que l'âme ne se détache jamais complètement de cette folie du corps durant la vie et que la condition idéale pour ce détachement est la mort ; cependant, et même durant la vie

> « le moyen d'être plus près de sa connaissance, c'est d'avoir le moins possible commerce avec le corps... pas davantage de nous laisser contaminer par la nature de celui-ci... »

L'« *exercice de mort* » (*meleté thanatou*) consisterait en une *purification* et une *mortification* progressives arrivant à

> « mettre le plus possible l'âme à part du corps et accoutumer celle-ci, étant elle-même par elle-même, à se recueillir, à se ramasser en partant de tous les points du corps, à vivre autant qu'elle peut, aussi bien dans le présent actuel que dans la suite, isolée et par elle-même, délivrée de son corps comme si pour elle c'était des liens. »

Voici donc l'*exercice de mort* auquel l'âme doit s'appliquer sans cesse pour arriver à se défaire des liens du corps, ce représentant de la mort qui pousse l'âme à divaguer, l'entraîne vers la déraison, les terreurs et autres maux humains. Ce corps-mort, dans un autre système conceptuel peut être aussi analysé comme le représentant du Mal ou du Démon. Du résultat de cet *exercice de mort* dépendra pour l'âme, la possibilité d'atteindre après la mort le bonheur éternel. Si elle ne s'est pas débarrassée, durant son vivant, de la haine, de la crainte, de la passion, de la démesure et d'autres vices induits par le corps-mort, elle restera, après la mort, mélangée au corps et elle ne pourra pas se séparer entièrement de celui-ci traînant en arrière, alourdie et errante. La conséquence de cette errance sera sans doute son enchaînement à un autre corps humain, ou même animal, selon ce qui lui correspond. On voit qu'ici la vie est conçue comme le résultat d'une condamnation à la suite d'une mauvaise mort. La théologie chrétienne amplifiera cet idéal du mort-vivant alors que celui-ci n'est qu'un aspect de la philosophie socratique, l'autre étant l'aspect *agonistique*, c'est-à-dire l'exercice ; celui-ci peut permettre à l'individu, en maîtrisant les passions du corps, d'atteindre la perfection et l'immortalité ; l'affrontement, la purification, la mortification et le détachement progressif du corps-mort ne vont pas sans souffrance (ponos), comme l'a souligné J.-P. Vernant (1966) ; celui-ci apparente l'« *exercice de mort* » à la mort rituelle des initiations : c'est grâce à une lutte (agon) continue que les résultats sont obtenus et non par la passivité ; c'est pourquoi la souffrance (ponos) a ce caractère édifiant du sujet. Cette notion de corps-scène-de-la-mort sous-entend ce qui est visé par les philosophes et ce même durant leur vivant : une *identité du sujet supérieur actif* et *agonistique* en contraste avec une *identité inférieure* du sujet qui suit *passivement* les envies de son corps ; c'est une distinction analogue à celle que, dans un autre contexte, opèrent toutes les initiations ; le rituel, analogie de l'« *exercice de mort* », permet aux candidats de renaître dans le statut supérieur de l'être-social adulte à travers l'épreuve de la mort et d'autres souffrances subies durant le rite.

La *meleté thanatou* platonicienne n'est pas sans rapport avec les pratiques de type yoga des mages grecs et l'*Askesis* mystique selon J.-P. Vernant (1966). Au-delà des différences de conception de l'être humain dans chacun des systèmes, il y a un dénominateur commun : la subordination du corps à l'âme et le détachement de cette dernière selon la persévérance de sa volonté. Le modèle plus ancien du voyage dans l'au-delà du chaman ou du sorcier, alors que leur corps gît comme mort, est vraisemblablement la référence commune ; le modèle intermédiaire semble être celui du mysticisme de Pythagore ou d'Empédocle qui étaient aussi philosophes. Ceux-ci reprennent la notion déjà ancienne de *Katharsis* (notion qui sera plus tard généralisée dans la tragédie et la médecine hippocratique). Son vrai sens n'est pas la purification de l'homme d'une souillure quelconque mais l'élévation de l'âme à un statut supérieur. Cette élévation doit se faire par un combat continu contre l'obstacle principal, ce représentant de la mort ou du Mal, ou du Démon, le corps. Les mystiques s'y étaient déjà appliqués en l'attaquant sur « son » terrain : l'abstinence sexuelle était sans doute une des plus grandes batailles à lui livrer et qui pouvait être gagnée plus facilement avec le soutien des armes du végétarisme et du jeûne partiel ou complet.

Nous sommes ici entre l'*Askesis* de l'exercice philosophique et l'ascétisme mystico-religieux (4) ; entre les deux il existe une différence notable : dans l'« *exercice de mort* » du philosophe il n'y a ni culpabilité ni autopunition.

Les cyniques et ensuite, par contamination, les stoïciens, accentuent encore plus le combat contre le corps, par la ridiculisation et la bêtification dont il est l'objet ; ils ramènent de l'autre vie, où Platon la situait, dans celle-ci, la divinité de l'âme. Ils tentent, en somme, de vivre explicitement durant la vie objective cette identité supérieure de sujet, presque comme des divins, en poussant le corps à l'autre extrémité : celle de l'animal et de la mort, ces deux notions étant confondues.

C'est ainsi qu'on peut comprendre leur nécrophagie, dont on parlera plus loin, et d'autres sauvageries :

> « Il (Diogène) ne voyait pas qu'il fût mal d'emporter les objets d'un temple, ou de manger la chair de n'importe quel animal, et ne trouva pas si odieux le fait de manger de la chair humaine, comme le font les peuples étrangers, disant qu'en saine raison, tout est tout et partout... il avait demandé qu'on laissât son corps sans sépulture, pour que les chiens pussent y prendre leur morceau... ou qu'il voulait être jeté dans Illissos pour être utile à ses frères (les poissons) » (Diogène Laërce).

Au lieu donc d'un « ailleurs » ou d'un « en haut » où Platon situait la retraite de l'âme et essentiellement après la mort (du corps), les cyniques et les stoïciens la situent dans un « dedans » durant la vie du sujet ; alors que le corps vit quotidiennement dans la mort par la bêtification et l'ensauvagement de ses caractéristiques humaines.

La « sélection » et « la production de la sensation centrifuge » sont les deux mécanismes principaux utilisés par les stoïciens pour le fonctionnement autonome du « dedans », le royaume de *l'Epistémé*. Nous n'approfondirons pas ici cette notion qui a apporté un élargissement historique à la notion de l'intériorité du sujet par le moyen de l'*Askesis* et ceci loin de tout mysticisme. Nous rappelons seulement que la souffrance (ponos) est constamment présente dans l'*Askesis* et considérée comme le seul moyen (Diogène) pour se surpasser (lui-même est mort pour avoir « retenu son souffle »). Ainsi, l'identité inférieure du corps-bête-mort peut être dépassée par l'agon et l'askesis continus pour accéder à l'identité supérieure de l'intériorité-divinité.

Il s'agit toujours de l'« exercice de mort » de Platon qui est cette fois-ci ramené du monde des cieux et des idéaux immortels dans la vie actuelle du sujet ; la mort est intégrée comme dimension de l'identité inférieure de ce même sujet, en tant que représentation concrète (le cadavre) d'une part, mais surtout en tant que représentation abstraite : « l'exercice de mort » tente d'intégrer au sein de l'identité du sujet ses *morts symboliques* tant sous la forme de l'animalité et plus spécialement encore sous la forme de la réminiscence-reviviscence ; celle-ci, à travers l'exercice agonistique de la mémoire (et ce serait là le sens essentiel de l'« exercice de mort »), tente de lutter contre l'oubli, les petites morts quotidiennes et de ramener le passé (les vies passées ou les expériences passées) dans un présent élargi ; autrement dit, la lutte s'engage contre une difficulté de l'être humain à vivre le plus largement possible le moment présent afin de donner à la diachronie une élasticité telle qu'en chaque moment elle puisse devenir une synchronie parfaite. Nous pouvons ainsi mieux comprendre la proximité et l'importance des notions heideggeriennes de l'*être-là* et de l'*être-pour-la-mort* dans le processus temporel de l'individuation de l'être humain, ou dans le sens de la démarche théoricopratique de la psychanalyse qui permet à l'individu de devenir sujet de son histoire et de son discours.

Nous trouvons plus de points communs dans ce qui vient d'être évoqué ci-dessus avec le cas de Gandhi, dont nous parlons ensuite, ou avec l'ascétisme, qu'avec la grève de la faim. Cependant, d'une manière indirecte et moins explicite, le gréviste de la faim trouverait certaines de ses racines dans le cynisme et le stoïcisme ; si les idéaux et la méthode de l'*Askesis* ainsi que la souffrance du gréviste sont assez différents de ceux des philosophes ci-dessus, le clivage entre corps et âme ainsi que l'identification entre corps et mort sont pratiquement identiques à ceux de ces deux courants philosophiques.

La tendance de l'âme du gréviste à la perfection et aux valeurs d'une justice et d'une idéalité quasi divines, et ceci durant la vie et au mépris du corps-mort, ressemblerait à la supériorité-divinité recherchée par les cyniques-stoïciens ; avec une différence tout au moins essentielle : alors que ceux-ci « fertilisent la mort » en quelque sorte (M. Daraki,

1982) et l'intègrent en enrichissant leur vie quotidienne, le gréviste de la faim est en rapport d'exclusion et de négation avec sa mort, la laissant peut-être à son adversaire ; mais exclure la mort est aussi une façon détournée d'exclure la vie, comme nous le développerons dans le 4e chapitre.

La nécrophagie des cyniques et des stoïciens est aussi une dimension qui contient des points communs avec la problématique fantasmatique du gréviste de la faim, dans le même rapport inversé à la mort qui les caractérise. Nous en parlerons également plus amplement dans le 4e chapitre.

Gandhi

> « Dans le Penjab, nous avons 55 000 soldats et des emeutes sur une grande échelle. Au Bengale, nos forces ne sont que d'un seul homme et il n'y a pas d'émeute.
> Permettez-moi de rendre hommage à l'armée frontaliere d'un seul homme »
>
> (Message adressé a Gandhi par l'ex-vice-roi des Indes, septembre 1947.)

C'est le summum de la réussite et de la reconnaissance du *jeûne* de Gandhi que nous trouvons dans cet hommage. L'Inde est indépendante depuis peu (Gandhi aura le temps de faire un dernier jeûne, du 14 au 18 janvier 1948, à Delhi, avec le même succès, avant qu'un fanatique brahmane l'assassine). Pendant cette période, de très violents affrontements qui opposent les communautés hindoues et musulmanes dans toute l'Inde font des milliers de victimes. Avec l'indépendance le pays se scinde en deux Etats ; le Pakistan est celui qui doit accueillir les musulmans. Face à ce bain de sang, Gandhi, à l'âge de 78 ans, décide de jeûner à mort, à Calcutta le 31 août 1947, jusqu'à ce que la grande ville trouve la paix ; devant sa maison des hindous fanatiques réclament le musulman Surhawardy, protégé par Gandhi chez lui, pour le lyncher. Le 4 septembre, le calme règne partout, les mosquées sont réouvertes, les musulmans sont installés chez eux et toutes les armes sont déposées aux pieds de Gandhi. Celui-ci exige avant l'arrêt de son jeûne, que les responsables des deux communautés signent un document écrit et que les musulmans lui témoignent qu'ils se sentent en sécurité... L'Etat du Bengale arrive ainsi à retrouver le calme sans aucune intervention des forces de l'ordre (soldats britanniques) alors que dans les autres Etats où celles-ci sont déployées. le sang coule partout.

C'est à cela que l'ex-vice roi rend apparemment hommage. Mais quelle est cette « armée frontalière » ? Et pourquoi Gandhi est-il considéré comme faisant partie de « nos forces » (celles du vice-roi) ?

Il arrive, à la fin de sa vie, à ce que des millions de personnes d'une nation entière fassent silence pour entendre son souffle et suivre sa moindre volonté lorsqu'il jeûne. Ceci est le fruit d'une longue série d'expériences à travers lesquelles il est parvenu à devenir le *Bapou* de sa nation, son âme paternelle et maternelle à la fois. C'est aussi le couronnement et la consécration de celui qui, depuis, est devenu la référence exemplaire de tout mouvement non violent, qu'il s'appelle résistance passive, désobéissance civile ou grève de la faim.

S'il ressemble sur plusieurs points au vieux philosophe d'Athènes. Diogène, tant du point de vue de l'apparence que de la pensée, bien d'autres aspects les différencient. Leurs points communs essentiels sont leur attachement à la vérité, aussi douloureux et difficile que puisse être le cheminement qui y amène, et un certain type de rapport à la mort et à l'ascétisme. Leur divergence fondamentale repose sur leur rapport à l'action : c'est une forme de négativisme ou plutôt d'inactivisme qui domine dans la vie de l'Athénien, alors que Gandhi est l'incarnation du *Kuru* de la Bhagavad-Gîtâ (mot qui veut dire « fais »). Tous les deux tendent vers la vérité mais leurs chemins sont très différents : l'un passe par ce qu'on appelle aujourd'hui l'individuation, l'autre personnifie l'action au sein des masses, sauf un jour par semaine : le lundi où personne n'a le droit de déranger le silence qui l'entoure.

Bien évidemment, ce travail n'est pas le lieu ni d'une étude comparative des deux hommes, ni d'une présentation globale de la vie et de l'œuvre de Gandhi. Il y a déjà de nombreux travaux à ce propos.

Cependant, si la grève de la faim que nous étudions est devenue aujourd'hui une arme puissante pour les non-violents ou les faibles, elle doit énormément à Gandhi, même si celui-ci n'a jamais employé ce terme : est-ce par hasard ? Nous essaierons de répondre à cette question un peu plus loin dans notre travail.

Ici, nous allons développer les différents moments de sa pensée par lesquels Gandhi est passé, l'amenant à la conception des luttes qui lui ont permis, avec son *jeûne*, d'immobiliser des millions de personnes de son peuple ou même de faire plier l'Empire britannique à sa volonté. Ce *jeûne*, dans lequel les grèves de la faim d'aujourd'hui prennent beaucoup de leurs racines, a toujours fait partie pour Gandhi du Satyâgraha, à la fois forme de lutte, de pensée et façon de vivre, prenant racine à son tour dans le *brahmacharya* mais aussi dans le *ahimsa*, le *svaraj* et surtout le contexte *vichnouite* teinté de *jaïnisme* dans lequel Gandhi est né et a passé son enfance.

Mohandas Karamchand Gandhi, celui qu'on a appelé plus tard Mahâtma (grande âme), est né en 1869 à Porbandar, ville portuaire sur la côte de la mer d'Oman, dans une nombreuse famille appartenant à la caste de Baiya. Son père, Kaba Gandhi, Premier ministre de Porbandar est membre du tribunal râjasthamique. « Enclin aux plaisirs de la chair », comme le dit Gandhi avec un certain mépris dans son autobiographie, il s'est marié cinq fois, les quatre premières femmes étant mortes. Moniya (le prénom par lequel on appelait Gandhi durant son enfance) est le cinquième et dernier enfant de la dernière épouse, Poutlîbâî, après trois autres frères et une sœur. Il était, selon ses dires, le plus attaché à leur mère, ainsi qu'elle à lui. Ses convictions (5) et sa façon de vivre ont marqué Moniya d'une manière indélébile. Plusieurs commentateurs, E. Erikson également, parlent de la rigidité — jusqu'à l'obsession — de Poutlîbâî dans sa pratique de la religion ; on la rendrait même volontiers responsable de la tendance de Gandhi à jeûner chaque fois qu'il se trouvait dans une situation critique. Il est vrai, cependant, qu'en Inde le jeûne avait de multiples aspects et était énormément pratiqué : au-delà du jeûne religieux d'autopurification, pratiqué généralement dans toutes les religions, il existait d'autres formes de jeûnes permettant d'exercer par la pitié différentes formes de chantage (6) (par exemple, le « jeûne du créancier » qui intervenait pour régler des rapports financiers entre créancier et emprunteur).

Poutlîbâî s'est-elle servi de ses jeûnes dans l'éducation de Moniya ? Nous ne savons rien à ce propos ; ce qui est certain, en tout cas, c'est que ces jeûnes ont énormément impressionné et même peiné Moniya au point qu'il cherchait des moyens pour persuader sa mère de les arrêter ; dès le début de son autobiographie, il en parle :

> « Aussi loin que remontent mes souvenirs, je me rappelle qu'elle n'a jamais manqué le châtourmâs (un type de cérémonie). Son choix allait aux vœux les plus difficiles et elle les observait inflexiblement. La maladie n'était jamais pour elle prétexte à relâchement. Je me souviens d'une fois où elle tomba malade, durant l'observance du vœu de Chandrâyana (jeûne de pénitence réglé sur le cours de la lune) sans permettre à son état de santé d'interrompre cette observance. Deux ou trois jeûnes consécutifs n'étaient rien pour elle... Une autre fois, elle fit le vœu de ne pas prendre de nourriture de toute leur durée (de châtourmâs), en l'absence du soleil. Pendant ce temps nous, les enfants, nous passions les journées, la tête levée à guetter le soleil, attendant qu'il se montrât pour l'annoncer à notre mère... Et je me souviens de certains jours où, à sa soudaine apparition, nous courions lui annoncer la nouvelle. Elle se précipitait dehors pour la vérifier de ses propres yeux, mais entre-temps le soleil fugitif s'en était allé, la privant de son repas... Ma mère avait un solide bon sens. Elle était très au courant de toutes les affaires de l'Etat, et les dames de la cour tenaient en haute estime son intelligence. »

Par contre, il semble beaucoup moins fier de son père, comme nous l'avons vu ci-dessus à propos de ses « plaisirs de la chair ». Quelle différence ! D'un côté l'idéal et la haute estime maternelle, de l'autre côté un esclavage à la chair !

E. Erikson nous dit aussi que Gandhi faisait différentes plaisanteries à sa mère, la harcelant pour qu'elle lui donnât à manger les jours où la coutume religieuse l'interdisait. Manifestement, l'alimentation tient beaucoup de place dans les échanges avec sa mère et elle véhicule, d'emblée, une série de valeurs très traditionnelles de la religion vichnouïte et de la culture jaïn qui entourent Moniya : végétarisme et jeûnes périodiques sont du côté alimentaire deux principes fondamentaux et ils en accompagnent un autre également fondamental : **l'Ahimsâ**.

Mot qu'on traduirait par « non-violence » ou « principe d'éviter de faire du mal à des êtres vivants », de respecter l'autre, être humain ou animal. Gandhi, selon ses dires, attribue une infime importance aux principes, jeûnes et expériences de son enfance, disant que « je les faisais automatiquement pour faire plaisir à mes parents » ; par contre, il considère que l'influence décisive pour lui a été exercée par H.D. Thoreau (désobéissance civile), le Home Rule et les Luttes Irlandaises, les luttes des suffragettes et le syndicalisme anglais, Ruskin, Tolstoï, etc.

Il dit même avoir lu et découvert la Gîtâ tardivement, grâce à des amis européens et en traduction anglaise, presque en même temps que la Bible, le Coran et d'autres livres de diverses religions. Nous pensons que les orientations ultérieures de ses intérêts n'ont été basées que sur les principes et valeurs morales du tout début de sa vie. Même sa volonté de les minimiser et de vouloir montrer qu'il se fait en somme tout seul, pourrait cacher une vérité plus profonde : que ses idéaux ont toujours été ceux de ses premiers échanges avec sa mère et donc en grande partie ceux de celle-ci, d'où l'envie de mettre en avant les « siens ».

On peut ainsi voir une interrelation entre l'application totale de l'Ahimsâ, jusqu'au respect des serpents (dont étaient infestés la ferme Tolstoï en Afrique du Sud et l'ashram plus tard), et les peurs infantiles dont il fait état :

> « J'etais toujours hanté par la peur des voleurs, des fantômes, des serpents. Je n'osais pas mettre le pied dehors, la nuit. L'obscurité me terrifiait. Il m'était presque impossible de dormir dans le noir : j'imaginais des fantômes sortant d'un côté, des voleurs d'un autre, et d'un troisième des serpents. Je ne pouvais donc supporter de dormir sans lumière dans ma chambre. Comment avouer mes peurs à ma femme qui reposait à mon côté ?... Je la savais plus courageuse que moi, et j'avais honte. La peur des serpents, des fantômes, lui était inconnue... »

Aujourd'hui, à cause d'une certaine vulgarisation, voire psychologisation des concepts psychanalytiques, on dirait que ses peurs n'étaient qu'une pure projection de sa propre violence et agressivité, mal monnayée au sein de son psychisme. S'agirait-il d'un simple détour par la non-violence et par l'identification « totale jusqu'à la mort » à certains idéaux maternels, la violence restant le noyau brut non élaboré à l'intérieur de lui et ne pouvant donc encore moins être pris dans un rapport amoureux, voire érotique à autrui ? Certains de ses admirateurs verraient là une insulte envers le personnage ou le résultat du totalitarisme des concepts psychanalytiques. Il faudrait le voir plutôt comme un angle d'approche et comme une hypothèse tentant de comprendre une série de paradoxes. Par exemple : comment comprendre qu'un Mahâtma (grande âme), le guide de millions de personnes, d'un peuple, celui qui brave la puissance de l'Empire britannique, ne puisse pas dormir sans lumière, persécuté qu'il est par des serpents et des fantômes dans l'obscurité ? A ceci, on peut associer cette maladie mystérieuse qui l'a affligé quand il était déjà bien âgé et vivait à l'ashram. Souffrant d'une sorte de dysenterie et d'une fatigue inexplicable, il était pris toutes les nuits d'une sorte de frisson et demandait à des jeunes filles nues de dormir avec lui pour le réchauffer par un contact peau à peau. Parallèlement, il continuait à se soigner seul avec toute une nosologie diétético-éthico-médicale qu'il avait élaborée (il a même publié un livre à ce propos). Bien qu'allant de mal en pis, frôlant la mort même, il s'entêta à faire une cure morale pour régler le problème médical : la dysenterie est une punition et la cure consiste à le reconnaître, tout en attribuant la responsabilité de cette maladie à sa femme, Kastourbaï, qui, tel un diable, avait tenté son palais avec un produit laitier ; tout était parti de là, selon lui. Quand il fut dans un état extrême et contre son avis, on a fait appel à un médecin européen qui a diagnostiqué non pas une typhoïde ou autre chose, mais tout simplement une dépression : diagnostic probablement juste puisque son traitement s'est révélé efficace ; il a dû sans doute entrer en conflit avec Gandhi sur les questions de l'alimentation, ce dont on parlera plus loin. On peut encore ici supposer que ces frissons nocturnes étaient en grande partie dus à des terreurs nocturnes, presque du même type que celles de son enfance (bien sûr, son affaiblissement y était aussi pour quelque chose). Le peau-à-peau avec les jeunes filles « pour se réchauffer », à notre sens, n'a rien d'érotique, mais il serait un contact maternel « rassurant » et « bon », alors que la « mauvaise » Kastourbaï, tenue pour responsable de lui avoir fait avaler le « mal », était gardée à l'écart.

Cette dépression, d'ailleurs, n'était pas la première. Une autre, plus camouflée, a dû s'abréagir à travers une tentative de suicide (Pyareral : *Mahâtma Gandhi, The Early Phase*, in E. Erikson). Ne supportant plus l'étouffement parental qui l'empêchait de fumer et de manger de la viande (« quand ils ne seront plus et que j'aurai trouvé ma liberté, je mangerai ouvertement de la viande, mais jusqu'à ce que ce moment advienne, je m'abstiendrai ») entre autres, Mohandas (prénom de l'adolescence) et Mehtab son ami (considéré comme mauvais par toute la famille) décident de se suicider : ils se retirent dans la forêt et y avalent des graines de la vénéneuse datura (belladone), sans doute en dose insuffisante...

> « Je me rendis compte qu'il était plus facile d'envisager que de commettre le suicide. Et depuis lors, chaque fois que l'on m'a parlé... cela m'a laissé parfaitement froid ».

Nous dirions même qu'au-delà d'un geste momentané de désespoir, à un niveau plus profond la mort n'avait aucun sens pour Gandhi ; au contraire même, toute sa vie serait construite sur *l'anti-mort*, c'est-à-dire sur son immortalité, celle-ci étant liée à la réalisation de ses idéaux.

Selon ce que nous venons de voir, donc, l'*Ahimsâ* offrait le climat favorable au détour et à l'évitement de la question de la violence, arrivant même à son déplacement. Les exemples ne manquent pas ; ainsi, il nous parle d'un interdit venant de son père et le concernant qui l'a beaucoup marqué : il s'agissait de ses péchés de vol et du fait de manger de la viande :

> « Ce geste ne tarda pas à me peser atrocement Je pris la résolution de ne jamais plus voler. Je décidai aussi de tout avouer à mon père. Mais je n'osais pas le faire de vive voix. Non que me retînt la peur d'être battu. Non. Je n'ai pas souvenir que mon père ait jamais donné de coups à aucun de nous. Je craignais la peine que je lui faisais... A la fin, je me résolus à écrire ma confession, pour la soumettre à mon père... Il lut le mot sans en perdre une ligne, et des larmes perlèrent, coulant sur ses joues et mouillant le papier... Moi aussi je pleurais. Je pouvais voir qu'il souffrait atrocement. Si j'étais peintre, il me serait encore facile aujourd'hui de fixer toute la scène, tant elle vit toujours dans mon esprit... Ce fut pour moi un cours pratique d'Ahimsâ. Sur le moment, je n'y déchiffrai que l'amour d'un père, mais aujourd'hui je sais que c'était l'Ahimsâ dans toute sa pureté ».

A propos de lui-même et de sa propre conduite il a dû redécouvrir plusieurs fois l'Ahimsâ et, bien sûr, toujours par rapport à sa propre violence. Il est intéressant de nous arrêter sur une situation dont il parle, dans la mesure où elle nous permet de percevoir l'identification qu'il faisait entre violence et sexualité arrivant ainsi à exclure la deuxième pour éviter la première.

> « ... Je ne me suis jamais pardonné les violences dont je me rendis coupable (soupçonnant sa femme d'infidélité)... un serviteur que l'on soupçonne à tort est libre de quitter sa place... L'épouse, si elle soupçonne son mari, se taira... La loi ne lui offre aucun recours. Et jamais je n'oublierai, jamais je ne me pardonnerai le fait d'avoir réduit ma femme à tant de désespoir. Je ne parvins à extirper de moi le cancer du doute, que lorsque j'eus compris l'Ahimsâ dans toute sa portée. Alors m'apparut dans sa gloire le Brahmacharya » (conduite divine, continence, célibat, chasteté).

Nous savons que dans sa conduite d'autoperfection Gandhi avait déjà arrêté tout rapport sexuel quand il était en Afrique du Sud ; c'était aussi un moyen de contraception. Mais dans l'aveu ci-dessus nous voyons que le Brahmacharya (notion fondamentale dans la trajectoire de Gandhi) vient comme solution à l'Ahimsâ : pour ne pas avoir de soupçon d'infidélité envers sa femme, il n'aurait plus de relations sexuelles avec elle ; c'est-à-dire pour bannir la violence du soupçon, il faut aussi bannir la sexualité et, pour ne pas être violent, il faut passer à l'état de saint ou plutôt d'ascète. Ceci est un exemple parmi tant d'autres que Gandhi raconte et que nous ne développerons pas ici.

Mais son ambivalence profonde à propos de la violence, ce « noyau brut non élaboré en lui » comme nous disions un peu avant, va se répéter et troubler constamment sa vie ; une des formes que cette conflictualité va emprunter pour se jouer sera son

végétarisme

Il en a fait un corpus théorique idéologique (7) parallèle ou entremêlé avec les autres. Constituant à la fois un mode de vie, de morale et de religion, c'était aussi un certain type de rapport avec le corps, une hygiène de vie et une éthico-médecine qui se suffisait à elle-même, excluant toutes les autres, tant du point de vue diagnostique que thérapeutique. Par là, il trouvait aussi le moyen de devenir médecin, vieux rêve non réalisé mais exercé à plusieurs reprises : enfant, c'est lui qui prodiguait à son père, jusqu'à sa mort, les soins corporels quotidiens (il souffrait d'une fistule et il était constamment alité) ; en Afrique du Sud, durant la guerre des Boers et celle des Zoulous, il a constitué un corps d'ambulanciers ; tout au long de sa vie il soignait son entourage et lui-même, souvent contre l'avis des médecins.

Si nous prenons rapidement en compte l'évolution de la question de l'alimentation à but médical nous nous apercevons qu'elle contient, tout en tentant de la régler, toute celle de la conflictualité de Gandhi et notamment celle concernant la violence.

Nous avons évoqué précédemment le climat religieux dans lequel il a fait ses premiers pas et son admiration-provocation envers sa mère. Adolescent, il se prend au piège inverse : s'il a des faiblesses, c'est parce qu'il n'est pas carnivore. Son ami contribue sans doute à le pousser au « vice » en lui répétant les vers du poète goujrâti Narmand qui était à la mode au lycée :

> Voyez l'Anglais comme il est fort
> Et s'asservit de l'Indien chétif,
> S'il n'était pas grand carnivore
> Il n'aurait pas tant de hauteur.

> « ... J'étais battu. L'idée grandit bientôt en moi qu'il était bon de manger de la viande, que j'en tirerais force et audace, et que, si le pays entier se mettait à ce régime, l'Anglais ne serait plus le maître. . Il n'était pas question de flatter mon palais. Je ne trouvais pas que la viande ait particulièrement bon goût. Je désirais devenir fort et audacieux ; je voulais la même chose pour mes compatriotes, afin que nous puissions battre les Anglais et délivrer l'Inde .. J'en eus la nausée et dus renoncer à manger. A la suite de cela, je passai une nuit épouvantable. Un horrible cauchemar me hanta. Chaque fois que je m'assoupissais, il me semblait qu'une chèvre vivante se mettait à gémir en moi, et je sursautais, plein de remords... Je surmontai mon dégoût pour le pain, reniai ma pitié pour les chèvres et devins gourmand de plats à base de viande, sinon de viande même... Naturellement ma mère me demandait de venir prendre mon repas et voulait savoir la

> raison de mon refus de manger. « Je manque d'appétit aujourd'hui » lui disais-je, « j'ai l'estomac détraqué ». Ce n'était pas sans remords que j'inventais ces prétextes. Je savais que je mentais... ».

Son cauchemar témoigne de sa difficulté à se détacher de la métonymie et à pouvoir fonctionner dans un registre symbolique avec moins de composantes agressives : ce n'était pas *de* la chèvre qu'il mangeait, mais la chèvre vivante ; on dirait même qu'il ne la mangeait pas mais qu'il *l'incorporait* vivante !

Bien qu'un an après il renonce à cette pratique à cause des remords vis-à-vis de ses parents (il décide d'en manger quand ils seront morts pour qu'ils ne le voient pas), la décision de devenir définitivement végétarien est prise à Londres, peu après son arrivée en septembre 1888. Ici la question demandait une réponse plus urgente étant donné que, comme la partie visible d'un iceberg, elle venait poser celle de l'identité : comment s'habiller, comment se comporter, comment et qui être parmi les Britanniques ? Comme eux ou contre eux ?

La rencontre avec une société de végétariens est venue faciliter les choses et ménager un arrangement, déplaçant en quelque sorte les vraies questions :

> « je lus de bout en bout le livre de Salt (*Plaidoyer pour le Végétarisme*) qui me frappa vivement. Je peux dire que c'est de là que date ma décision de me faire végétarien... J'optai pour le végétarisme, et sa propagation devint dès lors pour moi une mission »

Mais que signifie au juste le végétarisme pour Gandhi ?

Au-delà de son premier enthousiasme, il se rend compte que celui des Anglais n'est pas tout à fait à sa mesure. En effet, le végétarisme anglais en parallèle à une sexualité libre, va avec l'idée d'un corps robuste, en pleine activité physique et il ne vise pas l'ascétisme. Si le dénominateur commun est le refus de la viande, ce mot ne signifie pas la même chose pour tous, en tout cas pas pour Gandhi :

> « Le réformateur... avait fait l'éloge des œufs et soutenu que l'œuf n'avait rien de commun avec la viande. Il semblait que l'on ne fît de mal à aucune création vivante en consommant des œufs. Je me laissai convaincre par ce plaidoyer et

mangeai des œufs en dépit de mon vœu. Mais cette défaillance fut éphémère. Je n'avais pas à me mêler d'interpréter le vœu à ma façon. L'interprétation de ma mère, qui avait reçu mon serment, devait suffire Et je savais que les œufs étaient compris dans sa définition de la viande. Dès que j'eus mesuré la véritable portée de mon vœu, je renonçai aux œufs, et, du même coup, à l'expérience... C'était une dure privation, dans la mesure où... les œufs entraient dans la préparation de beaucoup de plats ».

« Le sens que donnait ma mère au mot de viande était, selon la règle d'or, le seul vrai pour moi et se passait de ce qu'une expérience plus ample, l'orgueil ou une meilleure connaissance des choses avaient pu m'enseigner... Le végétarisme représentait alors pour les Anglais un culte inédit. Et de même pour moi ».

Manifestement la « règle d'or » de son végétarisme était énoncée par sa mère ou, autrement dit, il faisait comme elle. D'ailleurs, plus d'une fois il se rendit malade en essayant de purifier son intérieur, faisant toujours comme sa mère faisait. Mais si le végétarisme était un culte, selon son aveu, et si c'était sa mère qui dictait la règle d'or, nous sommes en droit de nous poser la question : quel rôle avait-elle dans ce culte ? Si elle était une « fidèle » ou une « prêtresse », elle n'avait qu'à obéir à la règle commune comme les autres. Dicter la règle lui donne plutôt la place de la Déesse vénérée du culte ou de l'Idéal à atteindre. Tout cela fonctionnait à l'intérieur de Gandhi bien entendu, et à un niveau pas tellement conscient. Il y a cependant une chose dont il ne parle pas clairement, c'est le lait : cet aliment faisait-il partie de ceux interdits par la « règle d'or » dictée par la mère ? Il y a cependant renoncé de lui-même ; cette transgression qu'il se permit semble l'avoir préoccupé et il revient plusieurs fois sur ce sujet dans ses écrits pour s'en expliquer et pour soutenir « théoriquement » son acte :

« Je me contenterai d'indiquer ici qu'il ne fait aucun doute pour moi que le régime lacté rend difficile l'observance du vœu de brachmacharya »... « C'est ma ferme conviction que l'homme peut se passer absolument de lait, hormis le lait qu'il tête au sein de la mère, tout enfant. Son alimentation ne devrait consister qu'en fruits mûris au soleil, et en noix... Qui se nourrit ainsi arrive sans peine à contenir la passion, sexuelle ou autre... Il y a beaucoup de vrai dans le proverbe : *comme il mange, ainsi devient l'homme* »...

Mais comme il est persuadé que c'est un très bon aliment, sinon le meilleur, il fait des appels à travers la presse pour qu'on lui conseille un légume « qui puisse tenir lieu de lait, qui soit également nourrissant et se digère aussi facilement ». Si son but est de faire disparaître les « passions » tellement nuisibles que révèle le lait, pourquoi son remplaçant « également nourrissant » ne le ferait-il pas ? On comprend là qu'on est devant une argumentation infantile et toutes les théorisations précédentes à ce propos tentent de contourner une gêne. C'est beaucoup plus tard, quand il passe par cette dépression à l'ashram, qui lui fait frôler la mort (« l'aube vint sans la mort ») et sous la pression insistante de son entourage et du médecin étonné par son entêtement dans le refus de boire du lait pour prendre de la force, qu'il avoue :

> « depuis le jour où j'avais appris par hasard que vaches et buffles étaient soumis au phouka (8) le lait m'avait inspiré un profond dégoût ».

Donc ce n'était pas le lait qui était en question mais quelque chose en rapport avec une violence quelque peu sexualisée. C'est apparemment cela qu'il tente de chasser de son esprit ; mais ne s'agit-il que de cela ? Nous pouvons, encore ici, supposer que le spectacle de la phouka réveille en lui quelque chose d'insupportable en rapport à la violence qu'on fait subir à la vache-mère. Les détours qu'il prend pour aborder et surtout pour fuir le sujet en montrent l'impact sur lui. Il nous semble également que son entêtement vers quelques idéaux est du même registre de fonctionnement, c'est-à-dire de l'évitement du mal-lait-violence :

> « Je chéris mes expériences de diététique, dans la mesure où elles font partie de mes recherches en matière d'Ahimsâ. Mais l'usage que je fais aujourd'hui du lait de chèvre (imposé par le médecin) me tourmente, non tant du point de vue de l'Ahimsâ diététique, que de celui de la vérité ; ... il me semble que je comprends mieux l'idéal de vérité que celui d'Ahimsâ... ».

Il faudrait par ailleurs rappeler ici que cette maladie grave qui le frappe durant plusieurs mois se révèle finalement n'être que de la dépression. Elle survient après ses prises de position favorables à l'envoi des Hindous pour renforcer les rangs de l'Empire ; lui qui prêchait la non-violence soutient la participation à la guerre de ses compagnons non violents ! Personne ne comprend plus rien et sans doute lui non plus, d'où la dépression... La question de la violence le tourmentera jusqu'à la fin de sa vie ; il en mourra d'ailleurs. Ses positions vont peu à peu changer, mais devant l'aspect massif du problème la solution qui semble la meilleure c'est la **Brahmacharya** (conduite divine, chasteté, célibat)

> « Rien ne m'était donc plus facile que de faire vœu de Brahmacharya... C'était la faiblesse de ma volonté, ou mon attachement charnel, qui faisaient obstacle »

disait-il, trouvant ainsi la solution pour ne plus « violenter » sa femme. C'est dans le Brahmacharya que le *Satyâgraha* prend racine par cette nécessité d'authenticité et de vérité envers soi-même, envers ces vœux-idéaux sur lesquels toute la vie s'aligne et en rien d'autre.

> « Chaque jour d'observance de mon vœu m'a rapproché de la certitude que dans le Brahmacharya réside la protection du corps, de l'intelligence, de l'âme. Car le Brahmacharya n'avait plus rien d'un chemin de croix : c'était un sujet de consolation et de joie ».

> « Le contrôle du palais s'inscrit en tête des principes essentiels d'observance. Je m'aperçus que d'atteindre à la perfection de ce contrôle facilitait considérablement l'observance, et je me mis donc à poursuivre mes expériences de diététique non plus simplement du point de vue de végétarien, mais aussi de celui de Brahmacharya... (dont) la nourriture devait être réduite, simple, non épicée, et si possible crue. »

Nous voyons ici le végétarisme s'intégrer à une démarche qui ne lui était pas totalement étrangère, c'est-à-dire le fait de vouloir éviter le mal, de faire du mal : végétarisme comme point de départ d'un mouvement de contrôle qui s'étend à toutes les passions, à tous les sens, dans une démarche d'ascète où le corps entier n'est qu'une gêne qu'il faut éliminer.

> « En tant qu'aide extérieure au Brahmacharya, le jeûne est aussi nécessaire que le choix rigoureux des aliments et les

> restrictions de régime. Telle est la toute-puissance des sens qu'on ne peut s'en rendre maître qu'après les avoir bornés de toute part, en haut comme en bas. Chacun sait que de les priver de nourriture les paralyse ; de sorte que le jeûne en vue de contrôler les sens est, je n'en doute pas, un précieux auxiliaire ».

Ce passage très important nous montre comment prend naissance le jeûne qui va plus tard devenir une arme plus générale : c'est pour lutter à l'intérieur de soi *contre la toute-puissance des sens* (nous avons vu que le sens principal qui l'a poussé vers le Brahmacharya était la violence peu ou pas sexualisée) ; au lieu de sens, nous pourrions dire ici passions ou instincts ou impulsions car il ne s'agit sans doute pas des sens comme sensations.

Ce n'est que dans un second temps que le jeûne pourra prendre le sens de faire plier d'autres puissances que celles de l'intérieur de soi-même. Le chemin restera le même : *par un contrôle et une lutte continus, tenter de soumettre tout à la volonté du perfectionnement pour devenir la perfection même, un Idéal et, de ce fait, irréprochable devant tout jugement.*

Le Brahmacharya est donc ce contrôle des « sens » et ce jugement intérieur continu :

> « L'aspirant au Brahmacharya ne cessera jamais d'avoir conscience de ses manquements, ne cessera jamais de traquer les passions qui rampent encore dans les recoins les plus obscurs de son cœur, et luttera sans relâche pour s'en débarrasser. Tant que la pensée n'est pas complètement soumise au contrôle de la volonté, il ne saurait y avoir plénitude du Brahmacharya. La pensée involontaire est une maladie de l'esprit... Ce ne fut, cependant, qu'après être rentré aux Indes que je m'aperçus que le Brahmacharya ainsi compris était hors d'atteinte du simple effort humain »

Si nous avons fait ce long détour dans l'enfance, les pensées et les pratiques personnelles de Gandhi, c'est parce que, à notre avis, les notions de jeûne et de Satyâgraha y ont pris naissance et elles seraient incompréhensibles par elles-mêmes. C'est un parallèle qui s'est réalisé durant plusieurs années entre luttes intérieures et luttes extérieures. Ces dernières sont devenues peu à peu le seul lieu de règlement de tout problème, même (et surtout?) des conflits intérieurs, Gandhi s'étant déclaré contre tout secret. Ainsi sa vie est devenue entièrement publique et le

Satyâgraha

est l'aboutissement de ce processus.

Le mot, avant la légère transformation faite par Gandhi était au départ « Sadâ-graha », (de sat = vérité et âgraha = fermeté), proposé par Maganlâl Gandhi dans le *Indian Opinion* pour dire en goujrâti la notion de

> « résistance passive, pratique en usage en Afrique du Sud depuis un certain temps. Il signifie « attachement à ce qui est » ou « attachement à la vérité ».

et il vient donner un nouveau sens à la forme des luttes des Indiens contre le pouvoir des Anglais en Afrique du Sud.

Gandhi a vécu de près, quand il était en Angleterre, les différentes formes de résistance passive employées par les suffragettes : grève de la faim, s'allonger sur le trottoir, etc. Il connaissait également bien les luttes des Irlandais et leur « Home Rule » (9) était sa référence dans les revendications des droits des Indiens en Afrique du Sud. C'est durant ses campagnes de résistance passive en Afrique du Sud et au cours d'un séjour en prison (en 1908) qu'il prend connaissance de la « désobéissance civile » (10) de H.D. Thoreau, livre qu'il découvre par hasard. Il y trouve un appui scientifique à sa propre démarche. C'est quelques années après, en Inde, qu'il attribue la responsabilité de la sujétion des Indiens aux Britanniques, non aux fusils de ces derniers mais à la coopération volontaire de son peuple :

> « Mon devoir est de retirer mon soutien à ce gouvernement, non par punition, non par vengeance, mais pour ne pas devenir responsable du mal qu'il fait ».

Il s'agit là de la présence de la conscience morale du citoyen et du jugement continu de toute loi, de tout acte du gouvernement. S'il arrivait que les citoyens désobéissent à toutes les lois du gouvernement, celui-ci n'aurait plus qu'à s'en aller. Comme on le verra aussi ultérieurement, Gandhi n'a jamais élaboré une théorie ou une démarche contre la notion de l'Etat mais seulement contre son immoralité. Il n'a pas non plus proposé un modèle ou quelque chose d'équivalent, comme substitut à et comme façon différente de s'organiser et de vivre en communauté. Ce n'est qu'en filigrane à travers ses écrits et surtout à travers ses actes qu'on pourra trouver quelques éléments d'une *proposition d'une autre vie, d'une vie dans la Vérité,* sa propre vie, surtout celle qu'il mènera dans son âshram et qui en donnera l'exemple.

Si la notion de résistance passive fut abandonnée, c'est à cause de la haine, de l'agressivité et de la violence que Gandhi y voyait impliquées. Mais aussi parce qu'elle était considérée comme l'« arme des faibles », une « arme » tout de même pour ceux qui n'en avaient pas d'autre, ce qui laissait sous-entendre qu'ils s'en seraient servis à l'occasion. Mais s'il s'élevait contre l'« *arme des faibles* » et contre la violence, c'était pour démontrer la *faiblesse des forts* (hommes au pouvoir) et la *puissance des faibles* en ramenant et déplaçant le débat, et la lutte s'il le fallait, sur le terrain du *satyâgraha* de la *vérité* et de la *conscience morale.*

Sur ce terrain-là Gandhi ne sera pas suivi par ses fidèles et, certaines fois, même pas par lui-même ; il sera tout simplement *obéi* comme Babou, guide et chef charismatique de son peuple.

Alors qu'avec son corps d'ambulanciers il était au service des Anglais durant la guerre des Boers (1899-1900), son cœur était du côté de ces derniers (paradoxe habituel de la logique de Gandhi) et ce sont les femmes de ceux-ci qui l'ont inspiré pour le satyâgraha.

> « Les femmes des Boers... ont compris que leur religion leur demande de souffrir pour garder leur indépendance... dans des camps de concentration isolés, où elles ont enduré des souffrances indescriptibles... mais lorsque le cri de détresse poussé par ces femmes... atteignit l'Angleterre.. le peuple anglais commença à fléchir... La vraie souffrance supportée avec courage arrive à faire fondre même un cœur de pierre. Telle est la puissance de la souffrance... et c'est là que se trouve la clé du satyâgraha... » (in E. Erikson).

Faire fléchir les puissants en supportant la vraie souffrance avec courage, c'est-à-dire en leur démontrant l'immoralité de leurs actes ou, autrement, leur faiblesse morale, voici l'essence du satyâgraha à l'intérieur duquel le **jeûne** s'enregistre dans ce jeu fin d'interactions : *celui qui* *supporte la souffrance (du jeûne ou autre) avec courage réveille tôt ou tard chez l'autre (l'adversaire) sa faiblesse morale.* Souffrance du fait de ne pas manger ? Certainement pas uniquement puisque le jeûne est même un moyen de puissance comme il l'avoue, (*Autobiographie*, p. 407). On est ici manifestement devant une contradiction profonde : si le jeûne est un moyen de *jouissance* (d'autres grévistes de la faim que nous citons plus loin parlent de leur *indifférence* durant la grève de la faim par rapport au fait de manger — il y en a un qui dit qu'à un moment durant sa grève de la faim il a volontairement pensé au « manger » pour prendre un peu de distance par rapport aux autres grévistes à ses côtés), de quelle *souffrance* s'agit-il ? Comment et pourquoi cette souffrance *retentit-elle chez l'autre ?* On ne peut ici que supposer, chose que nous développerons plus amplement ultérieurement que, dans cette contradiction entre puissance et souffrance vécues par le même sujet, *ce sujet est clivé en deux parties dont l'une jouit et l'autre souffre :* ce clivage étant calqué sur celui du corps/âme, les deux parties ci-dessus peuvent être considérées l'une comme *sujet-corps* et l'autre comme *sujet-âme*, c'est ce dernier qui jouit alors que l'autre souffre. Ici, si on veut comprendre plus par rapport à la jouissance et à la souffrance de ces « deux » sujets, il faudra introduire la notion de *Mort* associée inévitablement à celle de *Manger et même à celle de la Vérité-Idéal ;* voici donc, succinctement l'articulation de l'ensemble : le *sujet-âme-jouissant*, par son identification à *la (sa)* vérité-Idéal, atteint *l'anti-Mort* (nirvana ou immortalité ou jouissance éternelle), alors que le *sujet-corps-souffrant* par son *autophagie* est amené progressivement à sa disparition et à sa mort. C'est cette souffrance qui serait communiquée à l'adversaire, rendu responsable de ce fait, de l'autophagie, réveillant en lui le fantasme cannibale, cause principale de sa culpabilité inconsciente. Une confusion relative de *qui mange ?* est ici implicite, car cet acte contient la *violence échangée* entre adversaire et jeûneur ; celui-ci, devenant essentiellement sujet-âme-immortel, mangerait à travers son corps l'autre (l'adversaire) en laissant à celui-ci comme « cadeau » *la Mort.*

Ce n'est ici qu'un condensé de ce que nous développons dans d'autres chapitres de ce livre ; le plus important à retenir c'est cette notion de clivage, le corps venant assumer tout ce que le jeûneur refuse d'assumer, tout ce qui représente l'Impulsion, le Mal, dont essentiellement la violence-Mort. (11).

> « L'acte de manger est aussi impur que l'évacuation. La seule différence est que, tandis que l'évacuation se termine par un sentiment de soulagement, manger, si nous ne nous contrôlons pas, nous cause de la gêne »

dit Gandhi, faisant étrangement écho à Diogène :

> « Un jour où il se masturbait sur la place publique, il s'écria : "Plût au ciel qu'il suffît aussi de se frotter le ventre pour ne plus avoir faim !" » (in Diogène Laërce)

Nous avons vu que Gandhi avait un rapport au jeûne depuis son enfance, faisant ainsi comme une sorte d'exercice à l'intérieur de sa diététique et en tirant même du plaisir.

C'est à l'intérieur du Satyâgraha que le jeûne trouve son plein sens quand il n'est plus seulement pratiqué pour la purification ou pour d'autres raisons personnelles, mais encore pour des questions de *défaillance morale* des autres. La première tentative de cet exercice eut lieu à Phœnix, à l'âshram près de Johannesburg, vers 1913, quand deux pensionnaires succombèrent à une défaillance morale (chute en goujrâti)...

> « La nouvelle en question eut en moi l'effet d'un coup de foudre... J'avais le sentiment que le tuteur ou le maître portait la responsabilité, au moins dans une certaine mesure, de la défaillance de son pupille ou de son élève (12)... Il me semblait que le seul moyen de faire toucher du doigt aux coupables ma détresse et la gravité de leur faute, serait de m'imposer à moi-même pénitence. Je me condamnais donc à un jeûne de sept jours et au vœu de ne prendre qu'un seul repas par jour durant une période de quatre mois et demi.. La colère que j'avais éprouvée à l'égard des coupables s'évanouit et fit place à la plus pure des pitiés... ».

De la colère à la pitié et à l'appel à la rédemption voici les signes qui font parler Erikson d'un « despotisme cruellement gentil ». Cet auteur rappelle un autre incident où Gandhi, pour punir et prévenir les filles de l'âshram des activités sexuelles, leur coupa les cheveux lui-même ; et il rajoute :

> « Il ne faut pas longtemps, Mahâtmaji, pour voir qu'il y a quelque violence dans cette affaire... La vérité avez-vous dit une fois exclut l'usage de la violence, car l'homme n'est pas capable de connaître la vérité et n'a donc aucune compétence pour punir... ce que vous appelez Satyâgraha ne doit pas être réservé à des hommes et des femmes ascétiques, persuadés que la violence peut se vaincre uniquement par le désarmement sexuel... La souffrance qu'un adulte s'inflige soi-même emphatiquement est toujours une arme douteuse contre des enfants et votre propre mère semble l'avoir employée jusqu'à la dernière limite. Vous lui avez conféré plus de dignité dans d'autres exemples, où vous vîntes à bout de certaines transgressions de la jeune génération en jeûnant vous-même : une fois vous avez ainsi, en jeûnant pendant une semaine montré à « trois pêcheurs » (une fille et deux garçons) « combien vous souffriez et combien bas ils étaient tombés ». La fille jeûna avec vous et se fit couper court les cheveux... Une autre fois, votre fils de vingt ans fut « violenté » par une femme mariée... Cette fois, votre jeûne dura deux semaines et la femme eut encore la tête tondue... L'ambivalence apparaitrait ici avec la possibilité que la souffrance infligée à soi-même puisse cacher le despotisme d'un père cruel (peut-être même « cruellement gentil ») qui, par cette souffrance, blesse d'une manière bien plus vindicative et plus profonde qu'un père carrément furieux : de sorte que les enfants se sentent punis et même « écrasés » mais certainement pas persuadés ».

E. Erikson n'a pas osé aller plus loin dans sa réflexion, voyant cependant juste à propos de la violence déguisée à travers le jeûne et de l'ascétisme sous-entendu dans le satyâgraha. Les limites de son analyse à propos du « jeûne à mort » se trouvent dans cette phrase :

> « Le martyr lui aussi lance un défi à la mort, mais en fin de compte, il oblige les autres à agir comme ses bourreaux. La décision de se laisser mourir (jeûne) est d'un ordre différent, et, il faut l'admettre, plus obscur ».

Notre réflexion dans ce travail-ci vise justement à faire un peu plus la lumière sur le sujet et à réduire, sinon à faire disparaître cette obscurité dont fait état E. Erikson.

L'entrée en scène du jeûne de Gandhi comme moyen politique de grande envergure se fait à Ahmedabad en mars 1918 ; Gandhi s'était installé à l'âshram à côté de cette grande ville industrielle, après son retour définitif d'Afrique. Un patron des manufactures (Ambâlâl) avait soutenu financièrement et en toute discrétion l'âshram quand il passait par des moments difficiles, alors que sa sœur Anasouya s'était mise aux côtés de Gandhi et de sa cause. C'est ce patron qui, avec d'autres, s'est trouvé face à ses ouvriers et à leur grève qui radicalisait la lutte pour leurs revendications. Gandhi s'étant placé d'emblée comme le neutre-juste entre les deux parties, mettant en action le Satyâgraha, prit fait et cause pour les revendications des travailleurs en les faisant siennes.

Peu à peu, ces derniers, leurs conditions matérielles aidant, ont commencé à flancher et à reprendre le travail, perdant l'enjeu de leur lutte ; mais Gandhi y tenait ferme, puisqu'il avait prêté son serment, tout en étant embarrassé car le représentant des patrons était son protecteur : « même si une seule personne tient bon, nous ne l'abandonnerons pas », déclarait-il à ses proches collaborateurs, montrant bien clairement son entêtement à ne pas revenir sur son serment et à ne pas trahir la (sa) vérité ; et quand il se rendit à l'évidence que cette seule personne n'était que lui-même, il déclara :

> « Je ne peux plus tolérer une minute de plus que vous manquiez à votre serment. Je ne prendrai aucune nourriture et je n'utiliserai pas de voiture tant que vous n'aurez pas obtenu l'augmentation de 35 pour cent ou que vous ne serez pas tous morts en luttant pour cela ».

Les ouvriers n'étaient sans doute pas habitués à donner pareille tournure à leurs grèves, mais cette fois l'enjeu de la grève était largement dépassé ; l'entrée de Gandhi sur la scène donnait une autre ampleur aux événements. Il est intéressant de noter ici une scène qui s'est produite à l'annonce du jeûne à mort de Gandhi et de celui d'Anasouyâ : beaucoup de travailleurs fondirent en larmes et jurèrent sur le champ qu'ils feraient de même, ou se tueraient si elle mourait ; un musulman ardent, Banouma, sortit tout à coup son couteau et, alors que les spectateurs avaient cru qu'il le dirigeait vers les patrons, allait se percer le cœur lorsque Gandhi le désarma (in E. Erikson). L'intérêt que nous portons à cet acte c'est le retour exemplaire de la violence des travailleurs contre eux-mêmes, alors que celle-ci se dirigeait au départ vers les patrons, et l'introduction de la notion de mort à l'intérieur d'une grève, alors que celle-ci se faisait au départ justement contre la mort ou, autrement, pour une vie meilleure ; ce retournement est bien évidemment déclenché par l'annonce du « jeûne à mort » de Gandhi et d'Anasouyâ.

Un peu plus tard, Gandhi interdit à Anasouyâ et aux autres de jeûner : « Laissez-moi cela, jeûner c'est mon affaire à moi ». Il prenait ainsi sur ses épaules, *et lui seul, le rôle de celui qui annonce la parole juste, la parole vraie*, évitant au maximum de prendre parti entre les camps opposés ; (quelque temps après cet événement, il jugea son comportement et pensa avoir commis une erreur grosse comme l'Himalaya, du fait qu'il s'était engagé presque clairement contre les patrons) :

> « Mon jeûne n'allait pas sans un grave vice à la base. Car ainsi que je l'ai déjà indiqué dans un précédent chapitre, j'entretenais des relations intimes et cordiales avec les patrons filateurs, et mon jeûne ne pouvait exercer qu'une influence sur leur décision. En ma qualité de Satyâgrahi je savais que mon jeûne n'avait pas le droit d'être dirigé contre eux, mais que je devais les laisser libres de ne subir qu'une seule pression : celle de la grève des ouvriers. Mon jeûne n'avait pas pour raison d'être un manque de parole des patrons, mais bien la défaillance des ouvriers... Auprès des patrons, je ne pouvais que plaider ; diriger contre eux mon jeûne, cela fait revenir à de la coercition... J'essayai de mettre les patrons à leur aise. Ne vous croyez nullement obligés de battre en retraite, leur dis-je . L'homme qui était surtout responsable de l'attitude inflexible des patrons à l'égard de la grève, c'était Seth Ambâlâl. Sa résolution, sa volonté, sa sincérité limpide étaient extraordinaires et firent la conquête de mon cœur. C'était un plaisir que de lui livrer bataille. La position difficile dans laquelle mon jeûne mettait l'opposition me blessait donc à vif ».

Etrange contradiction sans doute où les choses opposées coexistent : l'amour de l'adversaire et le plaisir de lui livrer bataille et de le soumettre ; sommes-nous là encore dans le cas du « despote cruellement gentil » où la violence doit passer sous l'amour ? Au-delà de ce fait, nous pensons qu'il s'agit de quelque chose d'un ordre différent, non connu consciemment mais agi par Gandhi : le Satyâgraha à l'intérieur duquel le jeûne se pratique se veut manifestement, et peut souvent être une sorte de non-changement de *l'ordre établi*, à l'opposé des autres formes de révolte. Quand Gandhi affirme que « ne peut être juste qu'une action qui ne fait de mal à aucun des partis qui s'opposent », sa campagne de Satyâgraha se dirigeant vers la Justice et la Vérité dans lesquelles chacun peut trouver et réaliser son *dharma* (sens de sa vie) et son *svaraj* (gouvernement par soi-même), il ne parle comme homme politique qu'en partie ; l'ordre régnant n'est sa préoccupation que dans la mesure où il concerne le satyâgraha (13) et surtout la Vérité dont il est porteur potentiel et unique (comme pour le jeûne) : « c'est mon affaire à moi ». Les dix-sept autres jeûnes qui ont suivi jusqu'à la fin de sa vie ont de plus en plus retenu le souffle de toute l'Inde, tous se soumettant au vœu du Mahâtma, de leur guide, qui souffrait pour eux ; et, comme ce vœu était essentiellement pédagogique et ne dérangeait apparemment pas l'ordre établi, le vice-roi parlait à son sujet d'« armée frontalière », plaçant ainsi Gandhi de son côté, celui de l'ordre.

Risquant ici une hypothèse, nous pensons que Gandhi n'a pas pu ou pas voulu affronter le fond de sa pensée et mener sa démarche jusqu'au bout. Peut-être que s'il avait eu encore du temps il aurait pu... Il nous semble en tout cas que son vrai message, à ses compatriotes, était dissimulé dans son style de vie (le Brahmacharya, le végétarisme, le jeûne, et le Satyâgraha en donnent quelques paramètres) à l'âshram. Prophète de son propre ordre du monde, il proposait une *Autre Vie* dans laquelle les notions d'Etat, de religion (autres que la sienne), de propriété, de violence et peut-être de sexualité n'existeraient pas... Bien entendu, ce n'est qu'une hypothèse... Ce qu'on peut dire d'une manière plus affirmative, c'est que Gandhi n'était pas un homme d'Etat, au sens où nous l'entendons habituellement en référence à la structure que nous connaissons dans le monde. Son jeûne, qu'il n'a jamais appelé grève de la faim (le mot grève implique une revendication envers quelqu'un de puissant) s'enregistrant dans la pratique du Satyâgraha, ne s'adressait qu'à lui-même dans son dialogue interne avec sa Vérité ; âme de son peuple comme son titre, Mahâtma, l'indique, il assumait par son jeûne tous les excès et les péchés de ce dernier ; prolongeant ici cette logique, nous pouvons mettre à la place de son peuple sa famille, ou même son corps, dans une relation avec son âme où tout tente d'entrer dans un projet de perfectionnement idéal par un contrôle, une exigence et un exercice rigoureux. On peut donc penser que, peu à peu, son peuple serait amené à transformer sa vie et à s'aligner sinon à l'identifier à l'Idéal que Gandhi lui proposait implicitement par le modèle de sa propre vie (14). Ce projet grandiose, s'il a réussi à son niveau, ainsi qu'à celui de sa famille élargie de l'âshram, a buté au niveau du peuple sur le même grand obstacle qu'il avait maîtrisé en lui-même avec tant d'énergie : la violence, par laquelle il devait trouver la mort le 30 janvier 1948 de la main d'un jeune brahmane fanatique, Nathuram Godsé ; celui-ci, au cours de son procès, expliqua l'avoir tué pour l'excès du gandhisme menant à l'extinction de l'hindouisme. Tuer le prophète perverti, en somme, pour retrouver la religion authentique.

A ce propos (violence) il est toujours resté ambivalent et a même été parfois perçu comme confus par son peuple, étant peu à peu amené à revoir ses conceptions : son offre au gouvernement de l'Empire d'une participation des Indiens à côté des soldats britanniques durant la Première Guerre mondiale en constitue un exemple ; il est chargé d'ailleurs de la tâche du recrutement en allant de village en village et en tentant de persuader ses Sahyâgrahi de partir à la guerre. Ceux-ci ne comprenaient plus rien : comment pouvait-il demander à des non-violents d'aller faire la guerre ? Ils étaient loin sans doute de soupçonner les conflits et dilemmes intérieurs de Gandhi à ce sujet ; et ils ne participèrent pas, ce qui a remué les conceptions de Gandhi : il se surprenait en constatant que ses Sahyâgrahi refusaient d'aller à la guerre non pas à cause de leur aversion à tuer, mais à cause de leur peur de la mort. Il « découvrait » ainsi que l'âhimsâ n'était pas le fait de gens doux, résignés et incapables de se défendre, comme dans l'Occident le puritanisme ne pouvait être un mode de vie d'opprimés, mais celui de personnes particulièrement vigoureuses. C'est en ce temps-là qu'il a commencé à admettre l'hypothèse d'une base institutionnelle à toute agression, qu'il y aurait de la violence dans la non-violence. Il a repris cette « découverte » dans la bipolarisation de sa pensée par rapport au pur et à l'impur. Il concevait ainsi qu'on doive se débarrasser de l'impur en soi-même, la violence même faisant partie de cet impur. On peut relever ici la conception d'une *identité négative* et *impure*, celle qui garde en elle la violence sans s'en purifier, et qui ne peut passer à *l'identité supérieure de la non-violence* :

> « Je suis arrivé à voir ce que je n'avais pas vu si clairement auparavant : qu'il y a de la non-violence dans la violence... Je ne m'étais pas tout à fait rendu compte que c'est un devoir d'empêcher un ivrogne de faire du mal, et de tuer un chien qui agonise ou qui a la rage. Dans ces exemples, la violence est en vérité de la non-violence. La violence est une fonction corporelle. Le Brahmacharya consiste à s'abstenir de plaisirs sexuels, mais nous n'élevons pas nos enfants pour en faire des impuissants. Ils n'auront observé le Brahmacharya que si, quoique en possession de la plus haute virilité, ils peuvent maîtriser leur besoin physique... » (in E. Erikson).

Pour passer à la non-violence, il faut avoir connu la violence mais au lieu de l'intégrer il faut s'en purifier comme de toute fonction corporelle qui rabaisse l'esprit. Voici le point clé et à la fois le problème personnel de Gandhi qu'il a mis en acte dans sa vie : au lieu d'élaborer à l'intérieur de soi la violence-sexualité, il est parti sur le chemin de l'Idéalisation, du mépris du corps et de l'évacuation-évitement ; de *l'identité négative-violence* il n'y a pas de passage à *l'identité positive-supériorité-non-violence ;* elles sont en rapport d'exclusion, l'esprit contre le corps et le clivage total...

Si dans nos développements ci-dessus, nous avons porté l'accent sur certains aspects de la vie et de la pensée de Gandhi, ce n'est pas pour porter à son encontre un jugement négatif ; nous n'ignorons pas l'immense œuvre qu'il a accomplie au niveau de son peuple et au niveau de l'humanité tout entière démontrant la puissance des forces de l'âme et de la parole. Nous avons simplement privilégié certains angles d'étude qui intéressent notre travail en pensant qu'il a construit sa grandeur en luttant contre ses faiblesses. Toute notre question est restée centrée sur le comment...

ACTUALITÉ ET PARADIGMES

Gandhi, figure de proue des grévistes de la faim, fondateur de cette pratique, est devenu un héros quasiment mythique comme nous l'avons vu précédemment. Mais c'est aussi une exception par rapport au contexte occidental, terrain de « culture » sur lequel la G.F. s'est presque exclusivement développée jusqu'à son inflation actuelle. Cependant il participe lui aussi de ce contexte dans la mesure où d'une part il a été inspiré dans cette pratique par les Occidentaux (H.D. Thoreau, Home Rule) et où, d'autre part, il l'a exercée face au fair-play de l'administration anglaise. Selon les hypothèses d'E. Erikson et les nôtres, sa réussite serait due essentiellement à ce dernier facteur, alors qu'un contexte comme celui du nazisme ne lui aurait pas permis d'aller bien loin. Cela pour dire, une fois encore, que la G.F. est un phénomène engendré par la civilisation occidentale dans laquelle il a pu se développer ; l'après-Gandhi en témoigne, comme nous le voyons par la suite. Enfin, même si d'autres grévistes de la faim étaient contemporains ou même antérieurs à Gandhi, leur action s'est cependant déroulée dans les limites du 20e siècle.

Le cas du jeune Trotski et de ses camarades dépasse à peine ce seuil ; en 1898, ils étaient en prison à Kherson. La police acceptait de relâcher les jeunes détenus à condition que leurs parents s'engagent à les écarter de toute activité politique. Trotski persuada ses camarades de faire une grève de la faim pour obtenir l'abandon de ce projet qu'il jugeait « injurieux envers des jeunes révolutionnaires » (in Sharp G., 1973).

Si Gandhi peut être considéré comme le héros fondateur personnifiant la G.F.,

les Irlandais

sont le peuple qui traverse le 20e siècle en en faisant de multiples ; toujours dans un contexte anglais... Leur « Home Rule » aurait même inspiré Gandhi. La première G.F. déclarée « illimitée » de leur longue histoire est celle de James Connoly en 1913. Il s'inspira probablement des « suffragettes » anglaises qui menaient à cette époque une campagne vigoureuse pour le suffrage des femmes et se servaient de la G.F. comme moyen de libération lorsqu'elles étaient emprisonnées. Se trouvant dans la prison Mountjoy de Dublin, il cessa de s'alimenter en exigeant de meilleures conditions de détention. Il fut libéré après quelques jours de jeûne. Son successeur immédiat, Thomas Ashe, eut moins de chance. Emprisonné en 1917, il exigea d'être traité comme « prisonnier de guerre » et commença une G.F. Il mourut le cinquième jour durant une séance d'alimentation forcée. Cet accident rendit le gouvernement anglais plus prudent ; il libéra alors plusieurs prisonniers qui menaient massivement des G.F. Tel était le cas des soixante prisonniers à Dublin et des cent soixante-dix à Londres en 1920. Ces derniers furent soutenus par une grève générale de l'Irlande entière.

Les G.F. des Irlandais ont continué par vagues successives jusqu'à aujourd'hui. C'est l'Irlande du Nord qui est devenue leur terre de prédilection depuis l'indépendance de la partie sud de l'île (1921, après les rudes combats du *Sinn Fein*, « Nous Seuls » en gaélique) bien que De Valera, devenu président avec le Fianna Fail, ait laissé mourir dans la prison de Dublin plusieurs grévistes de la faim, ses anciens compagnons de lutte ; tel est le cas de Jack Mc Neela et Tony d'Arcy en 1940 et de bien d'autres.

Si les événements de 1981 sont les plus marquants avec la G.F. en chaîne qui coûta la vie de Sean Mc Kena, Bobby Sands et huit autres de leurs compagnons après avoir ému l'opinion internationale, l'Eglise et l'O.N.U., mais pas le gouvernement Thatcher, le cas des deux sœurs Price retient plus notre attention : condamnées à vingt ans de prison en 1973, elles se sont mises en G.F. demandant à être transférées dans la prison d'Ulster. Longtemps après le cas de Thomas Ashe, le gouvernement anglais décide alors de revenir à la pratique de l'alimentation forcée ; Dolorès et Marian tiennent deux cents jours, temps nécessaire pour que le gouvernement cède et les transfère à Armagh. Ceci sous la pression de l'opinion britannique et internationale qui désapprouve sévèrement l'acte d'alimenter quelqu'un de force. Quelque temps après, les deux sœurs ont été libérées pour des raisons de santé : elles souffraient d'anorexie mentale grave (G. Mellon, 1981).

Si les Irlandais traversent et marquent notre siècle avec leurs G.F. persévérantes, ils ne sont pas les seuls.

La France a connu des phénomènes et des moments semblables.

En novembre 1961, alors que la guerre d'Algérie battait son plein, des milliers de prisonniers algériens, (ils étaient 1 300 à la fin), conduits par Ben Bella et les ministres du G.R.A., entamèrent une G.F. revendiquant la stricte application du régime A (statut politique du prisonnier). Ils ont obtenu satisfaction assez rapidement.

En février 1977, six jeunes gens sont en G.F. à Saint-Roch-Bastia pour réclamer la libération de deux autonomistes corses incarcérés à Paris.

L'affaire du Larzac

était soutenue, dès ses débuts, par la G.F. C'est le patriarche de l'arche, Lanza del Vasto, qui proposa au début de 1972 « un jeûne prolongé sur le plateau pour sensibiliser l'opinion ». Peu à peu, le mouvement s'est généralisé dans plusieurs villes de France. L'Eglise a souvent été le lieu des G.F.

Le cas de Louis Lecoin (juin 1962)

concerne les objecteurs de conscience, question embarrassante sans doute durant la guerre d'Algérie. La G.F. de Louis Lecoin, l'un d'entre eux, le soutien de la presse et la mobilisation de l'opinion publique font fléchir le gouvernement après vingt-deux jours.

L'union des étudiants (avril 1956)

a organisé une grève du déjeuner pour l'augmentation de la participation de l'Etat au prix des repas.

Les prostituées de Lyon (1975)

se constituent en mouvement et, pour appuyer leurs revendications, un de leurs groupes se met en G.F. à l'église Saint-Nizier. Elles obtiennent quelques satisfactions.

Les G.F. d'intérêt individuel

comme démarches exaspérées ou de révolte devant des administrations inflexibles sont très nombreuses. Elles finissent la plupart du temps par trouver une solution. Tel est le cas de Mireille Breholles dont la revendication a pu être entendue au bout de soixante-six jours de G.F. dans une église d'Auxerre. Elle est tombée dans le coma et mourut au cours de sa réalimentation à l'hôpital de Dijon.

Le problème majeur que rencontrent souvent ces « révoltes » est une difficulté de revenir à la vie « ordinaire » après l'exaltation de la G.F. Ainsi, plusieurs personnes que j'ai rencontrées et dont certaines, soignées, souffrent d'une sorte d'anorexie de la vie ou de mélancolie avec des insomnies et des cauchemars où on les menace de les tuer, etc., rêvent presque de retourner à l'état de la G.F., comme s'il s'agissait d'une autre vie.

Les G.F. individuelles d'un intérêt plus large

Tel est le cas de la G.F. de César Chavez en 1968 pour soutenir les Chicanos contre les Teastmers, membres du syndicat californien soutenu par les patrons. Le prêtre catalan Luis Xirinacs (1973) s'est mis en G.F. pour obtenir sa libération ainsi que celle de ses cent treize codétenus par le régime franquiste. Le prêtre dominicain Jean Cardonnel s'est mis en jeûne (mars 1982) pour alerter l'opinion sur la faim des pays pauvres. Marco Panella a fait de même (1982) contre l'« holocauste de la faim » du tiers monde.

Bolivie (1978)

Ici les G.F. ont commencé par les 25 femmes de mineurs restés emprisonnés après la pseudo-amnistie du dictateur Banzer en vue des élections « libres ». Elles se sont progressivement amplifiées occupant plusieurs lieux dont de nombreuses églises, devenant un instrument de lutte politique contre le régime totalitaire.

La R.A.F. et ses G.F. « finales »

furent le frisson de beaucoup, dans les années 1975 : tant par la nudité et la cruauté de la violence que les grévistes de la faim ont mis au jour, la leur et celle de l'Etat, que par leur détermination à aller jusqu'au bout de leur pensée. La Fraction Armée Rouge de l'Allemagne de l'Ouest est venue remettre en question les fondements de l'Etat ainsi que ceux de l'existence de chacun de nous, membres-citoyens qui lui permettent d'être et lui donnent son sens. Aux assassinats et à la violence de la Fraction, dont les principaux membres étaient A. Baader, J. Raspe, H. Meins, G. Ensslin et U. Meinhof, l'Etat répond par la sienne ; celle-ci a pris la force extrême des « cellules blanches », chambres totalement isolées du monde extérieur et constamment éclairées, destructrices des paramètres spatio-temporaux de l'espace psychique de l'individu ; les « suicides » des prisonniers-grévistes de la faim étaient la seconde forme de la violence d'Etat. Un sondage de l'opinion allemande, fait par l'Institut Allensbach, montrait que 74 % de la population était contre l'alimentation forcée des grévistes.

Après la disparition des chefs des R.A.F., l'Etat semblait avoir rétabli l'ordre. Etait-ce provisoire ? De nouvelles G.F. (*Le Monde* du 14 avril 1989) montrent que le problème de fond demeure...

Il en est de même en France avec les branches d'Action Directe.

Andalousie, août 1980, avril 1981

Les villageois de Marinaleda en Andalousie se révoltent contre la faim et l'injustice des latifundia. Leurs G.F. témoignent de leur soif de liberté et imposent au gouvernement des réformes agricoles.

Lyon, avril 1981

Devant le problème de plus en plus aigu des expulsions de Maghrébins de la deuxième génération et en période préélectorale l'abbé Christian Delorme, le pasteur Jean Costil et le jeune Hamid Boukrouma entreprennent une grève de la faim dans un centre catholique de Lyon. Avec le soutien de différentes organisations (syndicales, politiques et autres), de personnalités du monde politique, ils obtiennent l'arrêt des expulsions au bout de vingt-neuf jours de G.F.

La revue *Alternatives non violentes* (automne 1981, n° 42) a publié un dossier complet sur le sujet dont nous relevons la dimension politique donnée à l'action par l'abbé Christian Delorme et la dimension de « violence propre » selon le pasteur Jean Costil. Les théologiens restent perplexes devant la dimension prophétique et subversive des G.F. en comparant Jésus à la victime sacrificielle telle qu'ils considèrent le gréviste de la faim.

Charles H., 35 ans

abandonne femme et enfants et se précipite pour prendre une chambre dans un foyer SONACOTRA de Vénissieux, où, comme dans d'autres villes de la banlieue lyonnaise, la violence de jeunes Maghrébins se déchaîne durant l'été 1981. Il est persuadé de découvrir le « nouveau message » que les jeunes apportent au monde, une autre façon de vivre. Pris dans cette exaltation, il décide une G.F. qui lui fera vivre certaines péripéties avec les médecins, surtout ceux de l'hôpital psychiatrique où il s'est retrouvé sans bien comprendre pourquoi.

Dans les écrits qu'il diffuse, il annonce la disparition de l'Ancien Dieu et, devenant Dieu-prophète lui-même par sa G.F., il propose une « nouvelle théologie » et « une nouvelle culture spirituelle dont ce monde a tant besoin » ; en refusant tout de l'ordre existant il recherche un nouvel ordre en rapport avec la vérité absolue.

Cette G.F. n'étant pas « typique » peut être considérée par certains comme un débordement de folie. A mon sens, elle est révélatrice du rôle profond dont le gréviste de la faim s'investit.

Dans les prisons

Nombreuses sont ces G.F. et il est difficile d'apprécier la détermination du gréviste et l'authenticité de sa revendication. Un rapport de la Direction de l'Administration pénitentiaire dénombrait 1 100 cas de refus de s'alimenter durant l'année 1975. Parmi ces refus d'alimentation, on comptait plusieurs tentatives de suicide, des réactions dépressives, des tentatives d'autopunition, etc. La prison, en tant que telle, serait un facteur important du déclenchement de ce type de réaction. On pourrait même dire que tout gréviste de la faim tente de réagir et d'échapper à une certaine prison dans laquelle il se sent vivre ; c'est-à-dire qu'il est à la recherche d'une liberté, d'une justice, et d'une vérité, différentes de celles qui l'entourent.

Autrement dit, la notion de *liberté* n'est pas à prendre dans son sens immédiat, par rapport à des prisons concrètes, extérieures à l'individu. Elle se place plutôt par rapport à une notion de prison intérieure, telle que le sujet se représente ses valeurs, sa morale, ses jugements. C'est parce que la prison concrète vient dédoubler, rendre visible et plus oppressante la prison intérieure qu'elle devient le lieu d'un grand nombre de G.F. « Je suis toujours en prison, que je sois en prison ou non », dit le protagoniste au début du film *Stalker* de Tarkowsky.

On comprend ainsi que les pays où la notion de liberté est monopolisée par les appareils d'Etat ou par une petite fraction de la population, deviennent des terrains favorables à l'éclosion de ce moyen de manifestation ultime. Nous avons vu le cas de l'Irlande et de la Bolivie. L'U.R.S.S. et la Turquie sont d'autres terres qui « cultivent » les G.F., bien que les choses aient l'air de s'y améliorer de plus en plus.

En Turquie

La prison sert de réponse à tous les opposants politiques ; ils y sont torturés et, souvent, ils ont recours aux G.F. comme moyen ultime pour défendre leur dignité. Mille huit cent vingt d'entre eux étaient en G.F. dans la prison de Metris à Istanbul en novembre 1981. Dans celle de Diyarbakir et de Mamak à

Ankara, où une grande partie des prisonniers sont des autonomistes kurdes, il y eut de nombreux morts parmi les grévistes de la faim dont le nombre dépassait les 1 500 (*Le Monde*, 4-5 mars 1984, 31 mars 1984). En juin 1984, on apprenait (*Le Monde*, 17 juin 1984) que 266 détenus de la prison de Segmaleilar, à Istanbul, étaient en G.F. ; seize d'entre eux semblait-il, étaient hospitalisés dans un état comateux, un déjà mort...

La G.F. et l'U.R.S.S.

étaient devenues des notions synonymes dans l'opinion occidentale, bien qu'actuellement les choses aient l'air de s'améliorer. L'épopée contemporaine de la G.F. dans ce pays aurait commencé durant la répression stalinienne. Dans le goulag de Vorkunta, par exemple, en 1936, un groupe de trotskistes lança une G.F. de quatre cents détenus. On a laissé mourir de leur jeûne quarante d'entre eux. Les autres ont été alimentés de force puis exécutes en 1938. Les exemples sont innombrables jusqu'à nos jours. Ces derniers temps on a surtout parlé du physicien Andréï Sakharov et du psychiatre Anatoli Koriaguine qui avait dénoncé publiquement l'utilisation de la psychiatrie dans le but d'éliminer les dissidents. L'arrivée au poste de Secrétaire Général du Parti communiste de Mickail Gorbatchev a amorcé une certaine humanisation du régime en commençant par la libération de Sakharov. Anatoli Martchenko a raconté son expérience des G.F. dans des camps de travaux forcés dans un livre qui l'a rendu célèbre. Nous y voyons les différents messages du gréviste de la faim dont nous parlons ci-dessus ; « La cruauté, l'inhumanité, les méthodes illégales et l'arbitraire des autorités atteignent un degré extrême : là est la source des grèves de la faim ».

NOTES

(1) Le mot est le substantif du verbe grever (du latin gravare · charger) qui signifie . accabler surcharger, affliger. En soi, le mot grève contient le sens d'un *arrêt* (affligeant ou accablant sans doute pour quelqu'un) et le zèle encore vise à cela Un autre mot employé couramment aujourd'hui est celui de *débrayage* (Petit Robert).

(2) La grève s'identifie tres rapidement à la révolte dans tous les pays totalitaires : chaque dictature, dès son installation, supprime le droit de grève. La logique des pays socialistes de l'Europe de l'Est est telle que la grève n'y a pas de

sens (elle n'est pas inscrite dans la constitution), puisqu'ils ne sont, théoriquement, composés que de travailleurs. Les événements de Pologne témoignent de ce que cette « vérité » ne va pas de soi...

(3) Sauf si on considère comme tel le mouvement de la « non-violence » ; de toute façon nos développements dans cet exposé tentent de démontrer que la G.F. est une forme de violence et, de ce fait, elle ne pourrait appartenir à ce mouvement.

(4) J.-P. Vernant (1966) voit ici les départs de la construction de la psyché et du moi comme entité autonome et objective. Faisant référence à un texte d'Empédocle, il constate que le terme archaïque de *prapides* qui sert pour désigner l'intelligence, signifiait originellement le diaphragme. L'exercice de la « tension du diaphragme » faisait référence à une pratique plus ancienne avec laquelle les mages en contrôlant leur souffle pouvaient à volonte rendre libre leur psyché ; laissant le corps sans souffle, celle-là pouvait partir en voyage dans l'au-delà dont elle rapportait, comme l'âme d'Epiménide, la connaissance du passé.

Peu à peu, dans les confréries philosophiques « cette discipline d'extase se serait transformée en un entraînement spirituel, une mélété unissant étroitement l'effort de remémorisation poussé aussi loin que possible dans les vies antérieures, la purification de l'âme et sa séparation du stable ».

La philosophie étant une mélété thanatou, comme le dit Platon dans *Phédon*, celle-ci a un caractère de melété mnèmès, voire d'anamnesis, c'est-à-dire en réalité une intégration dans le present du sujet de son passé et de ses identités lointaines alors que Platon en fait une discipline d'immortalité, plus conforme à son systeme

(5) Vichnouisme : une des deux principales sectes de l'hindouisme, l'autre étant le shivaïsme ; leurs différences sont d'abord en rapport à celui qu'ils considèrent comme divinite suprême, Vichnou et Shiva, et aussi au niveau des coutumes, des textes et des marques portées sur le visage

(6) E. Erikson rapporte que le père Kabâ Gandhi a dû employer ce moyen pour obliger un prince à le libérer de son service.

(7) On trouve en français : M. Gandhi : *L'art de guérir*. Paris, Editions Figuière, sans date.

M. Gandhi : *Le guide de la santé*. Paris, Editions Figuière, sans date.

(8) Tube de bambou servant à souffler dans la vulve de la vache pour en extraire le lait jusqu'au bout.

(9) C'est Isaac Butt (1813-1879) qui fonda l'association pour le Home Rule, en 1870, une forme de lutte et de revendications séculaires du peuple irlandais contre les Anglais. Il s'agissait d'une série de principes fondamentaux des droits de l'homme (non-expulsion de leurs terres, etc.) dont il réclamait la reconnaissance officielle par l'Angleterre. En 1886, Gladstone, contraint par les mouvements populaires, proposa le Home Rule à la Chambre des communes. Il fut repousse mais un second projet, en 1893, fut accepte par la Chambre des communes et rejeté par la Chambre des lords. En 1910, le Home Rule fut porté au programme electoral du parti travailliste anglais. Il fut voté en 1912 pour entrer en vigueur en 1914.

(10) D.H. Thoreau combat dans ce livre la « coopération passive » des citoyens, par leur silence et leur indifference, à des lois injustes et à tout usage du pouvoir qui reduit la condition humaine. En d'autres termes, il insiste pour une participation constante de la « conscience du citoyen » dans toute la vie publique et l'expression de son désaccord, par la désobéissance s'il le faut

(11) Comme nous le développerons plus loin, à propos des sociétés primitives, anthropophages ou autres, et à propos de la problématique inconsciente du sujet occidental, le *vécu de la Mort* n'existe pas en tant que tel, mais simplement comme *menace* venant soit d'un peuple étranger pour les primitifs, soit d'un *être fort* pour l'homme occidental ; à propos de ce dernier, cette problématique s'élabore dès sa naissance dans les échanges avec ses parents (cf. *la violence fondamentale*, Chapitre II)

(12) Ne s'agit-il pas de la même chose avec le (son) peuple-pupille de l'Inde entière ?

(13) Il faut rappeler ici que Gandhi ne s'est jamais prononcé pour le départ des Britanniques de l'Inde, au contraire même il leur demandait de rester comme ayant beaucoup de choses à apprendre aux Indiens, mais à une condition : qu'ils acceptent les Vérités et les principes humains énoncés par le serment du Satyâgraha.

(14) Sa déclaration contre le secret, visait, nous semble-t-il, deux objectifs : l'un était celui de la Vérité du Satyâgraha : sa vie s'identifiant à l'Idéal, il n'avait rien à cacher aux autres, qui, à leur tour étaient incites à faire de même ; donnant ainsi l'exemple d'une vie modèle, il passait au deuxieme objectif : celui de l'identification de tous ses compatriotes à lui et à ses principes de vie. Nous avons ici encore un rappel des principes des philosophes cyniques qui jugeaient que le philosophe n'avait rien a cacher à personne ; ainsi Kratés et sa femme Hipparchia vivaient dans une maison en verre transparent La difference est que les cyniques, par cette transparence, par la nécrophagie, etc. utilisaient le scandale et, en construisant un système philosophique, poussaient l'homme à assumer lui-même et durant cette vie ses deux extrémités, la bête et le dieu ; à l'inverse la philosophie, voire la théosophie de Gandhi, le place lui-même comme exemple idéal auquel on doit s'identifier et, bien sûr, obéir. Visant à évacuer toute « animalité » de l'homme, il le pousse vers l'Idealité de sa Vérité dont il reste le connaisseur profond. Ici, au lieu du scandale des cyniques, c'est la croyance qui est sollicitée, le « secret public » étant le moyen de la renforcer alors qu'en réalité ses secrets-conflits étaient bien gardés dans son inconscient

CHAPITRE II

FORMES DE VIOLENCE

> Polemos est le père de toutes choses et le roi de toutes choses ; de quelques-uns il a fait des dieux, de quelques-uns des hommes ; des uns des esclaves ; des autres des hommes libres.
>
> HÉRACLITE

Comme nous venons de le voir dans les paradigmes du chapitre précédent, la G.F. se trouve souvent, par rapport à la violence physique, dans une relation de symétrie négative. Les exemples les plus frappants sont les cas des Irlandais ou de la R.A.F. qui associent, d'un côté et de l'autre des murs de la prison, lutte armée entraînant la mort des membres-représentants de l'Etat-ennemi, et G.F. jusqu'à la mort effective des révoltés-prisonniers. La prison, avec ses murs, semble jouer le rôle d'une « camera oscura » à l'intérieur de laquelle les positions du sujet et de l'objet ainsi que le sens du vecteur-violence se renversent. Le révolté-sujet de la violence semble devenir son objet une fois la porte de la prison franchie : à l'inverse, l'Etat semble passer de la position d'objet à celle de sujet de la violence, surtout si le prisonnier devenu gréviste de la faim y trouve la mort.

Si notre analyse s'en tenait à cet emprunt aux lois de la photographie, elle serait très simple et très réductrice par rapport à la complexité du phénomène que constitue la violence ; phénomène qui traverse l'histoire de l'humanité ou même véritable sujet ou moteur essentiel de l'histoire. Dire que le révolté ou l'Etat est à un moment donné sujet de la violence, est sans doute très arbitraire. En fait, ni l'un ni l'autre ne s'y reconnaîtrait, se considérant chaque fois plutôt en position de contre-violence pour répondre à une menace ou à une violence effective ; c'est dire que plus on cherche, plus on constate qu'il n'y a jamais un sujet de la violence mais que celle-ci apparaît tout le temps sous une double forme : violence et contre-violence ; elles se manifestent dans un rapport des contraires, des forces ou des facteurs opposés, chaque partie, ou pôle, se considérant comme saisie par une situation ou par un impératif vital et se trouvant, de fait, dans un échange violent (1). Comme le dit Héraclite, et comme nous le développons ci-après au travers des arguments psychanalytiques, non seulement la violence n'a pas de sujet, mais elle fait, forme et façonne le sujet humain dans ses différentes apparitions historiques. Le terme de père, et non de mère, choisi par Héraclite pour désigner Polemos, (la guerre, forme la plus exemplaire de la violence), en tant que fondateur ou même créateur de l'univers humain, n'est sans doute pas aléatoire ; outre la signification d'une relation non maternelle entre les deux parties opposées, il y a aussi le sens de la non-succession entre elles ; ce n'est pas l'une qui engendre et qui précède l'autre, mais les deux existent simultanément et elles sont d'emblée contraires. La notion de père n'est donc pas issue des lois naturelles qui, entre autres, gèrent les fonctions du corps et de la reproduction (le géniteur n'est pas forcément père) mais elle est un *principe*, une *loi* extérieure et à la fois intérieure à celles-là ; ce principe de l'opposition des contraires est la condition du devenir des choses et, dans le même temps, leur ordonnateur et l'organisateur intérieur de leur mouvement incessant. Il est à noter ici que, en grec ancien, le mot polemios (dérivé du polemos) ne signifie pas tout à fait l'ennemi comme on pourrait le traduire en français ; pour celui-ci, on emploie plutôt le mot d'echthros ; or, la différence entre les deux peut nous aider à mieux comprendre : le polemios est en général un autre peuple (des barbares, s'ils sont de langue différente). De ce fait, une opposition irréductible est constamment maintenue entre les deux parties ; l'une tente d'éliminer ou plutôt de coloniser-absorber l'autre soit par la guerre (polemos), soit par le commerce (guerre économique) et la culture. Disons que polemios est celui qui a une identité culturelle différente et qui, de ce fait, est un peuple et non un individu ; faisant une abstraction, nous dirions que polemioi sont deux identités culturelles différentes, autrement dit c'est la différence elle-même au niveau de l'identité profonde qui crée des rapports polémiques ; il n'existe pas de haine envers le polemios, l'opposition envers lui est simplement une question de principe, d'honneur, de vitalité et de sauvegarde de l'intégrité de la monade ethnique. L'echthros, traduit aussi par le terme d'ennemi, a plutôt un sens individuel et se trouve en général à l'intérieur d'une même culture, voire quelquefois à l'intérieur d'une même famille. On peut lire dans le *dictionnaire de la langue grecque* (H. Lidell, R. Scott) que l'echthros est un ex-ami envers lequel le sentiment d'amour s'est transformé en sentiment de haine, une dimension d'hubris (insulte, démesure) s'étant immiscée entre les deux parties. Cet ennemi familier vient témoigner de la présence d'un étranger à l'intérieur du sujet. Il est différent du polemios dans les rapports et les sentiments échangés avec un autre individu de cette société. Deux niveaux sont complémentaires dans cette manière de penser l'ennemi : le polemios s'ancre dans l'identité culturelle et groupale, l'echthros se réfère à l'identité individuelle. Héraclite nous rappelle que « le peuple doit combattre pour la loi comme pour ses murailles », s'il veut exister en tant que peuple autonome bien entendu ; c'est-à-dire que les armes et les murailles servent à combattre l'ennemi extérieur (polemios) alors que la loi combat l'ennemi intérieur (echthros) du peuple, voire de l'individu lui-même (2).

Nous avons ici un bref aperçu de la complexité dans laquelle se trouve pris l'être humain par rapport à la violence : il tente de la situer à l'extérieur de lui chez l'ennemi-étranger et il la découvre, surpris, dans son for intérieur, (sous la forme d'un extérieur à l'intérieur contre lequel il tente de nouveau de construire des « murailles », psychiques cette fois) ; à sa grande surprise encore, et alors qu'il aura constamment à défendre les murailles extérieures, il constatera souvent que celles de l'intérieur sont plus perméables ; pis encore, il risque de devenir tout entier comme une muraille, vainquant ainsi sans cesse, ou peut-être définitivement, la (sa) violence mais perdant dans le combat son identité et, à la fin, son sens d'être.

Comment peut-on dans cette complexité et dans cette consubstantialité entre violence et être humain définir la violence ? Est-elle un concept qui peut cerner un champ descriptible par une série de chaînes logiques ou est-elle l'anti-concept par excellence, échappant à toute définition et poussant l'être humain à la construction du ou des concepts, telle une muraille, pour s'en défendre ? P. Fedida (1977) tente d'entrevoir leurs rapports, plutôt sous la forme de la violence que peut exercer le concept idéologisé et laisse la question ouverte quant à leur antinomie et leurs liens avec la mort.

Sur le plan étymologique le mot, latin, semble prendre ses racines dans son équivalent grec *bia* ou *bié* qui signifie à l'origine force et puissance ; il se compose avec le nom des personnes célèbres, par exemple *bié* Diomédeos ou *bié Herakléeié*, devenant ainsi une sorte de titre. Ce n'est que lorsque cette puissance s'emploie contre la volonté de quelqu'un (que cela soit par des moyens verbaux, mentaux ou physiques) que la *bia* prend un aspect mauvais. Elle peut aussi avoir un aspect positif, surtout quand il s'agit de la *bia* des dieux agissant sur la volonté des hommes. Le substantif est un dérivé du verbe *biao* ou *biazo* qui signifie : faire pression sur quelqu'un, mais aussi : attrister quelqu'un. Une toute petite modification sur la racine du verbe *biao* le transforme en *bioo* : vivre, dont le substantif est *bios* : vie. Ce dernier verbe est cependant légèrement différent du *zao* et du substantif *zoé*, qui correspond mieux au sens contemporain du verbe vivre : être, exister dans la vie alors que le *bioo* a plutôt le sens de traverser la vie et ses différentes expériences ; le *bios* n'est ainsi pas la vie en soi mais plutôt la façon de vivre celle-ci, sa durée, sa trajectoire ou même les biens qui la permettent et, par extension, le monde dans lequel elle se déroule. Le déplacement de l'accent sur le « o » de *biòs* entraîne un changement de sens. *Biòs* signifie alors l'arc et plus spécifiquement le nerf (d'animal) servant à le tendre et permettant de lancer des flèches (du sanskrit *gya*). La syllabe *bi* ou *vi* qui se trouve dans les racines des mots : *bia*, *bios*, *vivo*, *violence* pourrait être cet *entre-deux* (*bi*) ou cet à *travers* (*via*) que la vie doit parcourir ; cheminement qui s'effectue à travers une démonstration de puissance, qui permet, par le combat qu'il nécessite, d'assumer les expériences qui le constituent et de s'affirmer à travers un modèle, voire de se construire une identité. Cette proximité originelle entre vie et violence étant mise à jour, il nous reste à constater le sens originel de puissance attribué au mot « violence », avant qu'il ne prenne le sens de coercition. La définition et la conception de la violence vont être différentes, selon les théories (outrage au niveau individuel ou social suivant les auteurs). Un premier piège consiste à la définir selon les conséquences, physiques ou morales, qu'on peut constater sur la victime et, plus spécialement, sur son « libre arbitre ». Les limites d'une telle entreprise deviennent rapidement évidentes comme on le constate dans la définition, assez complète par ailleurs, de P. Viau (in *Violences et Société*, 1969).

Ainsi, la violence prend un aspect éthique et moral par rapport à l'homo socius ; il ne reste qu'un pas à franchir pour attribuer au socius, c'est-à-dire au fait de s'organiser en société, la racine de la violence. De nombreux auteurs optent pour cette conception. Parmi eux, Jilien Freund (1981) se place explicitement dans cette pensée qui met en rapport :

LE SOCIO-ÉCONOMIQUE ET LA VIOLENCE

Cet auteur considère la violence comme le fondement du politique en la jugeant comme un rapport de puissance entre groupements d'hommes. Le politique se fonde sur la violence dans le sens où il tente de la restreindre et de la délimiter au maximum en dehors des échanges humains. Il est donc contre toute légitimation de la violence, révolutionnaire ou autre. Ce « continent noir » de la nature humaine doit être domestiqué et minimisé pour permettre aux « activités à vocation maximale », comme la religion, la morale, la science et l'art, de se développer selon leur propre génie. L'Etat, forme relativement récente de l'organisation du politique, avec ses organes de violence, la police et l'armée, détient le monopole de la violence (M. Weber) et doit s'en servir uniquement pour maintenir la « violence naturelle » à un niveau minimum ; s'il sort de cette tâche, il entre dans la voie du déchaînement de la violence en écrasant le citoyen et en pervertissant les institutions.

La finesse de cette analyse du politique, basée sur les conceptions de Hobbes, est ici évidente. Ce qui laisse perplexe c'est cette recherche d'une étanchéité du social qui laisserait la violence en son dehors, en une « nature humaine indéfinissable ».

La sociologie contemporaine est fortement imprégnée des concepts de Karl Marx qui a pensé d'une manière dynamique et violente les rapports sociaux, les structures et les institutions sociales. Face aux mouvements sociaux, les institutions se trouvent parfois en décalage important de telle sorte que certains auteurs comme J.-J. Rousseau (*Emile*) et E. Durkheim ont attribué la violence au fait de s'organiser en société et contre une nature humaine par définition asociale. Le fait de considérer la « nature humaine » comme angélique ou mauvaise et, de toute façon, extra-sociale nous paraît constituer une fiction romantique bien loin de celle d'Aristote qui pense l'homme comme un animal politique étant donné que la nature, à la différence des autres animaux, l'a pourvu de la parole. « Celui qui se suffit à lui-même et ne fait pas partie d'une cité est soit une bête, soit un dieu » (*Politica*).

Les puissances qui s'opposent dans la société sont, selon Marx et Engels, de pure nature économique : de leur opposition naissent toutes les formes de violence, même celle présente au plus profond de l'individu, puisque celui-ci et sa conscience ne sont qu'un produit de sa condition sociale. Ce n'est que dans un second temps, selon cette conception, que la violence passe du statut de servante à celui de maîtresse s'exprimant clairement comme violence politique. Elle va ainsi soit dans le sens de l'évolution économique, soit dans le sens opposé. Si la structure sociale établie est incapable de mutations et d'adaptations face aux nouvelles données de l'évolution, la violence va jouer un nouveau rôle : celui d'accoucheur qui permet à toute société d'en engendrer une nouvelle ; il s'agit ici du rôle révolutionnaire de la violence, instrument grâce auquel le mouvement social l'emporte et met en pièces des formes politiques figées et mortes.

Selon Marx, la violence apparaît non pas au moment de la constitution de la propriété d'un individu mais dans la transformation de celle-ci en propriété capitaliste ; ceci se fait par la « plus-value » du travail qui devient propriété du capitaliste sans échange (salaire) envers le travailleur. Voici la source de la violence. Les superstructures juridiques, politiques et institutionnelles tentent de figer et de légaliser ce rapport de force de telle sorte qu'un jour elles ne suivent plus l'évolution qu'amènent les moyens de production ; elles deviennent ainsi anti-productives, ce qui amène l'explosion de la situation voire la révolution si les forces opprimées arrivent à s'organiser et à lutter pour accoucher d'une nouvelle société. La violence entre nations, la guerre, est aussi une conséquence du capitalisme : voulant se réserver plus de marchés, il devient impérialisme ; la lutte entre nations impérialistes ne peut se régler souvent que par la guerre, ce qui amène, entre autres, le développement d'un nouveau marché, celui des armements.

Ce court aperçu du marxisme est loin de montrer l'importance de cette théorie pour plusieurs penseurs et mouvements révolutionnaires, dont certains ont bouleversé en un demi-siècle l'échiquier de notre planète. Ce qui nous importe ici de cette théorie est la légitimation de la violence ; bien qu'elle succède, sur ce point, à d'autres théories, surtout anarchistes, elle est la plus construite, voire scientifique.

Des auteurs comme Marcuse et Reich ont essayé de mixer subtilement la pensée de Marx avec celle de Freud et ont inspiré des mouvements révolutionnaires assez paradoxaux. Ils ont également situé *le mal* (qui empêche l'épanouissement de l'individu) dans la société et ses institutions.

VIOLENCE ET INSTITUTIONS

La conception marxiste que nous venons de voir fait suite à celle de Hegel qui voyait l'Etat et les institutions comme la cristallisation et la condensation de la violence sociale et de la guerre potentielle par le moyen de l'idéologie. « Pour supprimer la guerre il faudrait supprimer l'Etat », dit explicitement Hegel. Plusieurs mouvements révolutionnaires et même ceux qu'on appelle terroristes adoptent en l'inversant cette logique : ils s'attaquent d'une manière ou d'une autre aux institutions sociales, ou à ceux qui les représentent, en vue d'un changement vers une société meilleure.

Ce que cette conception ignore, et de ce fait elle ne peut se sortir du cercle de la répétition de la violence, c'est que l'institution n'a pas qu'une dimension sociale mais plusieurs autres au niveau imaginaire et symbolique dans l'inconscient de chaque individu. Ce qui explique que malgré la réussite de certains mouvements révolutionnaires et bien qu'ils changent en apparence les institutions, au moins les noms, de la nouvelle société, ils reproduisent au fond la même situation qu'auparavant, avec de nouvelles personnes cette fois-ci ; et parfois ils amènent des formes de sociétés plus régressées et archaïques.

Dans ces échanges violents, selon J. Baudrillard (1976), il arrive que la violence et la mort brutale de l'individu anonyme deviennent les buts recherchés comme équivalents et signifiants de la liberté, à la place de la mort lente de l'esclavage et du travail assujettissant dans les institutions. Certains penseurs du mouvement antipsychiatrique ont également pensé la naissance de la folie dans cette même logique : « L'institution (psychatrique) est violence, puisqu'elle naît de la violence sociale », déclarait Basaglia, arrivant en 1978 à faire adopter par le gouvernement italien la loi de désinstitutionnalisation de la folie. Le problème, bien entendu, s'est déplacé dans des nouvelles structures et institutions, chose que les antipsychiatres anglais (R. Laing, D. Cooper) d'inspiration plus sartrienne et existentialiste ont semblé comprendre plus tôt. Des marxistes plus contemporains, L. Althusser, N. Pouzatzas et d'autres, ont essayé de tenir compte des composantes imaginaires et symboliques des institutions au-delà de leurs aspects fonctionnels. Il est vrai qu'après l'avènement de la pensée psychanalytique on ne pouvait plus se suffire d'une définition de la conscience comme simple résultat de la position socio-économique d'un individu.

Freud lui-même s'est peu hasardé sur des questions ayant une portée politique immédiate ou plus lointaine. Dans toute son œuvre, nous ne trouvons qu'une phrase (1929), qui semble pourtant d'une profondeur considérable :

« Quel obstacle puissant à la civilisation doit être l'agressivité si s'en défendre rend tout aussi malheureux que s'en réclamer ! L'éthique dite naturelle n'a rien ici à nous offrir que la satisfaction narcissique de pouvoir nous estimer meilleurs que les autres. L'éthique, qui s'appuie sur la religion, agite ses promesses d'un au-delà meilleur. Tant que la vertu ne sera pas récompensée ici-bas, l'éthique, j'en suis convaincu, prêchera dans le désert. Il me semble hors de doute aussi qu'un changement réel de l'attitude des hommes à l'égard de la propriété sera ici plus efficace que n'importe quel commandement éthique ; mais cette juste vue des socialistes est troublée et dépouillée de toute valeur pratique par une nouvelle méconnaissance idéaliste de la nature humaine ».

Récompenser la vertu ici-bas et changer l'attitude des hommes à l'égard de la propriété sont sans doute des messages politiques de Freud qui tient compte des « perturbations apportées à la vie en commun par les pulsions humaines d'agression et d'auto-destruction ». Il se dessaisit aussitôt après avoir annoncé ce message en disant qu'il ne s'agit que d'une analogie entre névrose individuelle et névrose collective hypothétique et déduite de la première.

Sa conception de l'institution, développée rapidement à travers l'hypothèse mythique du meurtre du père originaire par la horde des fils (1912), ressemble par certains aspects à la conception marxiste : contrat de non-agression, refoulement et réglementation des désirs sexuels, rappel de la culpabilité, fondement du sentiment religieux et de la fête. Ces spéculations partent toujours de sa connaissance du fonctionnement psychique et de la névrose individuelle :

« Les névroses sont des tentatives individuelles pour résoudre le problème de la non-satisfaction des désirs, tandis que les institutions cherchent des solutions sociales à ce même problème » (1921).

Plusieurs de ses successeurs ont essayé de penser les institutions à partir de ce parallélisme hypothétique. W.R. Bion (1961) reformule l'articulation de ces deux pôles à sa manière :

« Les problèmes émotionnels sont liés au fait que l'individu humain est un animal politique. Il ne peut pas trouver de

> satisfaction en dehors d'un groupe et ne peut non plus satisfaire aucune tendance émotionnelle sans l'expression de sa composante sociale. Ses impulsions, j'entends toutes ses impulsions et pas seulement ses impulsions sexuelles, sont en même temps narcissiques. *Le problème est la résolution du conflit entre narcissisme et socialisme* [c'est moi qui souligne]. Le problème technique est celui qui touche à l'expression de la pensée ou de la conception par le langage ou sa contrepartie en signes. Ceci m'amène à la communication... ».

En étudiant les mécanismes de fonctionnement des petits groupes, il distingue deux types d'institutions : celles à caractère défensif contre des angoisses spécifiques (la forme relationnelle d'*attaque-fuite* s'institutionnalise dans l'*armée*, celle de la *dépendance* dans l'*Eglise* et celle du *couplage* dans l'*aristocratie*) et celles à caractère fonctionnel « de manipulation de la réalité et sur le rapport de l'univers externe en fonction de sa transformation ». Ce double caractère des institutions, fonctionnel et imaginaire est particulièrement approfondi par C. Castoriadis, alors que E. Jacques (1955) et F. Fornari (1971) voient les institutions sociales comme des mécanismes de défense contre les angoisses primaires persécutives et dépressives. Les développements de J. Bleger (1967) et ceux de R. Roussillon (1977) qui s'appuie sur le premier, ainsi que sur la pensée de Winnicott, s'écartent des précédents en ce qu'ils distinguent deux composantes dans chaque institution : celle du *cadre-contenant* ou *non-processus* et celle du *contenu ou processus*. L'institution a aussi ici deux rôles défensifs : le premier est celui du pare-excitations freudien, extérieur au groupe d'individus et plus spécialement dirigé contre la pulsion de mort (angoisse d'effondrement, de morcellement, de chaos, etc.) ; le second est celui qui contient les conflits relationnels à l'intérieur de l'institution (l'identification, la projection ou le clivage d'objet sont quelques-unes de ses formes). Quand ces défenses sont insuffisantes, les conflits prennent des formes aiguës, destructrices ou révolutionnaires ou créent des situations paradoxales culturelles, idéologiques, etc., R. Kaës (1976, 1978, 1980), dans l'étude des groupes, a approfondi la fonction *régulatrice-défensive* de l'idéalisation et de l'idéologie en maintenant lui aussi la double conception de l'institution : cadre (non-processus) et processus.

Comme nous le notons ci-dessus, ces conceptions envisagent le social comme une quasi-reduplication de l'individuel. Il y a cependant une « matérialité » et une « réalité » des relations sociales qui, au-delà de l'individu, sont en mutation constante dans leur historicité, ce qui oblige les institutions à se réadapter sans cesse dans un rapport constamment mobile entre instituant et institué. C'est cette partie fonctionnelle des institutions au sein des rapports sociaux que les auteurs ci-dessus négligent tout en analysant, à fond, la partie imaginaire d'un groupe précis. Bion a fait place à cet « univers externe » de l'intergroupe ou social-historique sans s'y attarder.

C'est C. Castoriadis (1977) qui, avec son concept d'« imaginaire radical », a le plus pensé cette charnière entre « réalité » sociale et humaine :

> « L'imaginaire radical est comme social-historique et comme psyché-soma. Comme social-historique, il est fleuve ouvert du collectif anonyme ; comme psyché-soma, il est flux représentatif/affectif/intentionnel Ce qui dans le social-historique est position, création, faire être, nous le nommons imaginaire social au sens premier du terme, ou société instituante. Ce qui, dans la psyché-soma est position, création, faire être pour la psyché-soma, nous le nommons imagination radicale... L'institution de la société est chaque fois institution d'un magma des significations... ».

Cet imaginaire quand il s'articule avec le symbolique permet à la société de « se rassembler » ; quand c'est avec l'économique fonctionnel, il lui permet de survivre ; les lieux d'expression de ces articulations sont toujours les multiples relations sociales qui, dès leur surgissement, n'existent que comme institutionnalisées d'emblée, enregistrées dans un réseau symbolique. C'est à l'intérieur de ce symbolique que se combinent les deux composantes de l'institution : fonctionnelle et imaginaire. La délimitation entre symbolique et fonctionnel est impossible quand la composante imaginaire devient dominante ; l'institution s'autonomise par rapport à la société et celle-ci entre au service de la première. Ceci est un processus d'aliénation qui comporte en lui-même la violence étant donné que le symbolique ne code plus suffisamment les échanges humains et sociaux, ni les pulsions qui agissent dans l'imaginaire. L'aliénation apparaît selon l'auteur, dans le rapport de la société à l'institution, mais elle n'est pas ce rapport, car, il y a toujours un écart entre société instituante (relations sociales en mutation constante) et ce qui est à chaque moment institué (qui exprime une relation révolue).

Nous voyons ici que l'aliénation et la violence sont consubstantielles à l'institution dans son affrontement, sa créativité et dépassement permanents avec le non-représentable.

Chaque société a toujours tenté de contenir cet en-plus-non-institutionnalisable, en donnant une réponse plus ou moins rationnelle et une place plus ou moins importante à l'irrationnel. La nôtre tente de créer des institutions anti-violence (police, armée, éducation) ayant comme idéal l'auto-régulation de la violence ; d'autres avaient ritualisé l'excès et la violence permettant ainsi une décharge périodique (fête totémique, bacchanales et fêtes dionysiaques, etc.).

C'est dans cette nomination de la violence innommable (M. Mafessoli, 1981, C. Deschamps, 1977, G. Ricci, 1977, etc.) et dans sa ritualisation (E. Durkheim, R. Girard) qu'on situe :

LES ORIGINES DU SACRÉ ET LA VIOLENCE

E. Durkheim (1912), en étudiant les tribus australiennes et nord-américaines, a constaté une « pulsion au rassemblement » (qui n'est pas sans nous rappeler l'« animal politique » d'Aristote), poussant les individus à se mettre en « état de congrégation » dans une périodicité entre « détente » et « frénésie-débauche » ; c'est cette périodicité de relâchement et de (re)solidarisation des liens qui, selon l'auteur, court-circuite la monopolisation du pouvoir par une minorité, un chef ou un Etat. Cette thèse ressemble à celle de P. Clastres que nous discutons ci-après et à celle de R. Girard qui construit le rassemblement des hommes sur l'anti-violence, c'est-à-dire sur le procédé grâce auquel les hommes réussissent à expulser hors du social la « vérité » et la « nudité insensée » de leur violence. Ce procédé consiste en la construction d'une croyance et en la projection de toute la violence sur un « coupable unique » censé apporter du dehors le mal et la souillure. La « pulsion au rassemblement » de Durkheim prend ici le sens de l'anti-pulsion, de la maîtrise par la méconnaissance organisée en rite sacrificiel (R. Caillois) d'une pulsion qui passe à la violence destructrice incontrôlable.

Selon R. Girard le rituel de l'expulsion-sacrifice du bouc émissaire permet à chaque individu du groupe social d'éviter la *mimesis violente* qui risquerait de contaminer tous les autres et de détruire l'ensemble. C'est la nomination de toutes les violences en une seule, personnifiée par le bouc émissaire. Ce Nom est identifié par l'auteur avec le sacré. Cette première substitution (victime émissaire) est suivie par une deuxième (victime sacrificielle) qui. dans un rituel de plus en plus affiné, joue spécifiquement par son sacrifice le rôle cathartique. Selon l'auteur, c'est le sacrifice du « fils de l'homme » — Christ — qui réussit le mieux dans cette catharsis. Il appelle ainsi (1982) ses lecteurs à intégrer l'Eglise pour que l'humanité soit sauvée (Luc De Heusch nomme ces théories : « l'Evangile selon Saint-Girard », *Le Monde*, 25 juin 1982). Il y a sans doute une justesse dans cette conception du sacré et de la violence, mais elle reste à la surface des choses dans la mesure où elle se fonde sur l'irréductibilité d'un Bien et d'un Mal originaires ; le Mal-Violence n'a aucun rapport avec la nature humaine, mais il est synonyme de diable. En expulsant cette réalité de la nature humaine, l'auteur fonde sa construction sur la *croyance* originaire de tous sur la responsabilité de l'un. Bien que le sentiment religieux soit présent dans l'homme depuis toujours, celui-ci n'ignore plus que la croyance s'origine dans la difficulté de la perception intrapsychique d'une réalité. De même, il sait que la projection est pour l'être humain un moyen de défense précoce allant avec un clivage du sujet et de l'objet en bon et en mauvais. La maturation de l'homme se faisant à différents degrés sur le plan individuel, il persiste en chacun, dans le fond de son âme, un enfant plus ou moins immature qui peut influencer le fonctionnement psychique et mental de l'adulte, plus ou moins selon les circonstances. C'est probablement à cet enfant que les thèses de R. Girard doivent leur retentissement, thèses qui sont nettement en opposition avec les découvertes freudiennes qui tirent la violence, le sacrifice et les institutions de l'interdit de l'inceste donc de l'amour pour la femme-mère et de l'affrontement entre les fils et le père (Freud, 1912, Rosolato, 1987).

Cette pensée infantile et magique, portée à la croyance aveugle, participe également à la

La sorcellerie montre l'interpénétration projective et l'assujettissement d'un individu à la volonté d'un autre, qui peut aliéner sa personnalité à des degrés variables. Cette aliénation peut se manifester de différentes manières soit par des symptômes et des maladies psychocorporelles soit par des troubles comportementaux et relationnels. L'intervention du chaman, ou du voyant dans nos pays, vise dans un premier temps à nommer et à faire représenter le mal soit par un objet qu'ils prétendent extraire du corps, soit par la désignation d'un coupable-sorcier. H. Collomb (1977) adopte ce point de vue en présentant le système de la sorcellerie-anthropophagie des Wolof et des Lebou du Sénégal. Le *ndöp*, cérémonie particulière, permet par l'aveu de l'agresseur-sorcier, le rétablissement de l'unité du groupe et la guérison. Bien que l'oralité soit ici très partiellement étudiée par H. Collomb, qui oublie celle du groupe, sa vue est juste quant au rétablissement de l'ordre, surtout langagier et symbolique, comme l'a montré C. Lévi-Strauss.

Le fonctionnement clandestin du désenvoûteur qu'étudie J. Favret-Saada (1981) dans la sorcellerie du Bocage ressemble énormément au procédé ci-dessus. Sa clandestinité est due sans doute encore aux persécutions de l'Inquisition, par son opposition au discours religieux dominant totalement à cette époque et probablement par une tendance du discours scientifique contemporain semblant dire *toute la vérité* (au lieu d'annoncer sa fonction première qui est la création d'inconnu.).

Le fonctionnement psychique entre le désenvoûteur, l'ensorcelé et les objets ou l'agresseur se situe au niveau de la projection ; il se situe à un niveau plus archaïque que celui de l'hypnose ou de l'état amoureux que Freud (1921) a analysé en étudiant la foule.

Ici, l'autre prend la place de l'Idéal du Moi du sujet qui reste, pour ainsi dire, sans fonctionnement autonome de son Moi clivé en un bon et un mauvais incontenable. Celui-ci, persécuteur, doit être à tout prix évacué à cause du désordre et de la maladie qu'il entraîne. L'objet sur lequel cette partie du Moi est évacuée par projection est de nature maternelle, qu'il soit le sorcier ou le désenvoûteur ; la pensée magique (V. Tausk) est le seul type de pensée qui est possible ici, où les mots fonctionnent comme des choses. Le sujet se trouve pris dans le monde de relation qu'établit un petit enfant dont l'espace psychique fusionne avec l'espace psychique maternel et où la toute-puissance de la pensée de chacun peut opérer à son gré dans la pensée ou les sentiments de l'autre. Une preuve de ceci est que, selon H. Collomb, la descendance des sorciers se fait par hérédité maternelle.

La violence (le mal) échangée dans le système de la sorcellerie est de l'ordre de l'agressivité orale où il y a une équivalence entre manger et être mangé. Nous pouvons ici faire une allusion à la croyance totale à la vérité du gréviste de la faim et à l'échange fantasmatique de la toute-puissance de la pensée à l'égard de son adversaire à travers l'échange de la violence orale ; étant donné que nous revenons plus loin sur ce sujet nous voulons ensuite étudier le fonctionnement de la violence dans et entre les sociétés dites primitives, caractérisées par la pensée animiste et toute-puissante et souvent par l'échange entre ou à l'intérieur d'elles de la violence orale (cannibalisme).

SOCIÉTÉS SANS ÉTAT ET VIOLENCE

Nous empruntons ce terme à P. Clastres, le préférant à celui de « sociétés primitives » pour plusieurs raisons dont la plus importante à noter ici est celle de la violence associée et monopolisée par l'Etat, alors que dans ces sociétés, qui n'en possèdent pas, elle trouve une tout autre place. Bien que parfois le fonctionnement de la victime émissaire semble « organiser » la violence d'une manière identique à celle que nous avons présentée précédemment, il nous paraît très réducteur et partial de limiter à ce mécanisme tous les échanges violents de ces sociétés : concevoir l'état de guerre permanente entre tribus ou ethnies comme la fonction essentielle pour alimenter le culte cannibale (l'exocannibalisme), dont les victimes se métamorphosent de prisonniers en « boucs émissaires » (R. Girard, 1972), nous paraît comme une violation de la réalité et comme un moulage forcé dans une théorie qui doit avoir réponse à tout ; elle vaut autant que ces autres conceptions qui pensent le cannibalisme (endo ou exo) ou la guerre comme la solution trouvée pour manger des protéines !

Comment comprendre à travers ces théories l'institution du potlatch (3) (M. Mauss, 1920) qui met en scène la rivalité des contractants à travers l'échange des *dons* ? Le débiteur (celui qui reçoit, un clan, une fratrie ou une tribu), pour ne pas perdre son nom, ses armes, ses totems, son honneur, ses droits civils, politiques et religieux (en somme, son identité d'existence) doit offrir à son tour un potlatch plus grand que celui qu'il a reçu ; la destruction et la guerre sont souvent au bout de cette démonstration de force.

Le *don*, la *dette*, et l'*échange* en général, forment un mécanisme ou une catégorie qui réglementent plus profondément les systèmes sociaux de ces sociétés, empêchant ainsi l'appropriation-accumulation et l'inceste. La violence n'est pas un raté de l'échange, comme l'a compris C. Lévi-Strauss, mais un autre type d'échange et de communication entre une société et une autre ; et, souvent, elle est au bout des échanges pacifiques comme une forme ultime de ceux-ci. Elle participe aussi à la distribution du pouvoir dans ces sociétés sans Etat et sans classes sociales. Comme le démontre très clairement P. Clastres (1980) « au cœur de la relation de pouvoir s'établit la relation de dette » et le sens de cette dette nous permet de comprendre la nature des sociétés : si c'est la chefferie ou le leader qui est endetté envers le groupe social, il s'agit d'une société indivisée égalitaire et partageant le pouvoir d'une manière homogène ; à l'inverse, si c'est la société qui est endettée envers la chefferie, il s'agit d'une société divisée en classes dont une, à nombre variable, a concentré dans ses mains le pouvoir et s'en sert pour dominer la société en détournant l'institution de la dette à son profit. Le changement du sens de la dette va avec le changement du sens et du fonctionnement de la violence. Les différents penseurs de notre époque (Hobbes, Hegel, M. Weber, etc.) ont toujours associé, chacun à sa manière, la violence à l'Etat et à la guerre, comme nous l'avons vu précédemment.

Dans la société sans Etat, l'égalité de ses membres, par l'institution de l'endettement du chef, fait disparaître la distinction et les divisions en son intérieur ; la place sans pouvoir qu'occupe le chef est une expression de l'Unité et de l'Homogénéité de l'ensemble, de la « *totalité une* » selon l'expression de P. Clastres, le chef étant soumis au pouvoir de la société et non l'inverse. Etre Unique, « Nous indivisé », monade, la société égalitaire établit avec l'Autre (société, tribu, etc.), forcément extérieur, un rapport violent (en général sous forme de guerre) même si d'autres échanges sont possibles.

Chaque société doit affirmer son identité et son existence territoriale. dans une apparence schématique et spatiale, *contre* d'autres sociétés environnantes, préservant par ce *rapport polémique permanent* sa différence, l'autonomie de son Etre et sa capacité de se penser ou tout simplement de penser. Ainsi, la première inscription de la violence, consubstantielle à l'être social, se fait sous forme de *guerre* envers tout autre et, en général, envers toute société proche. C'est ce qui fait dire à P. Clastres que l'être social de ces sociétés est un « *être-pour-la-guerre* ». Il ne faut pas entendre ceci comme une avant-position de l'« être-pour-la-mort » de l'individu des sociétés étatisées et divisées (Heidegger) ; au contraire, la guerre est la condition pour la vie aussi bien sur le plan territorial et matériel que, et surtout, sur celui de l'affirmation de l'autonomie, de l'identité et de la différence.

L'échange généralisé signifierait l'identification de tous avec tous et en définitive la mort de l'identité sociale d'une société ; c'est contre cette mort et pour la vie que la guerre inscrit le Nous autonome. On voit ici un fonctionnement de la guerre distinct de celui de l'échange ; celui-ci et l'alliance seraient même des tactiques déterminées par la primauté de la guerre, pour mieux affronter l'ennemi du moment, qui peut être l'allié d'hier. Le voisin, proche ou lointain, fait partie de l'étranger, de l'Autre et de l'Ennemi, contre lequel le Nous de chaque société doit constamment s'affronter quitte à passer par des alliances provisoires et tactiques.

Cette polarisation centrifuge de la violence empêche celle-ci de devenir centripète et de diviser la société en parties inégales car la division mènerait peu à peu à l'étatisation. Cependant, la violence n'est pas totalement absente de l'intérieur du groupe social : au contraire même, elle y est un phénomène quasi quotidien et tout le monde, hommes, femmes et enfants, s'y emploie ; le traitement des prisonniers de guerre, les rites d'initiation et l'entraînement constant des guerriers sont les exemples les plus concrets de l'usage intérieur de la violence, usage qui s'inscrit plus profondément sur la direction centrifuge générale de celle-là. Les captifs de guerre, quand ils ne sont plus adoptés par la société (alors qu'ils ont pu l'être pendant longtemps), sont torturés le plus souvent par les femmes et les enfants de la communauté. Ceux-ci participent aussi avec joie au festin final, comme nous le voyons plus explicitement dans le chapitre suivant. La violence orale qui clôt le spectacle (exocannibalisme) est pratiquement la même que celle que la société emploie pour ses propres morts (endocannibalisme). D'ailleurs, dévorer l'ennemi-prisonnier c'est aussi une façon de récupérer les membres du groupe qu'il avait mangés après leur capture, du temps où il était encore membre de la société-Ennemie. C'est ce qui nous permet de dire que le cannibalisme (endo ou exo) est un acte qui vise à supprimer la mort en tant que représentation et menace pour l'unité de l'Etre-social-primitif. Manger ses propres morts ou ses ennemis-prisonniers de guerre cela revient au même rapport polémique à l'Autre ; extérieur à l'Unité du groupe, celui-ci représente constamment la menace de sa disparition ; par ailleurs, il contribue au renforcement de la solidarité interne de l'identité culturelle du groupe, chose qui fait dire à A. Green (1976) que « toute culture est par essence paranoïa. Elle n'assure son identité narcissique que par négation des autres ». L'acte oral de l'encorporation de l'Ennemi-Mort représente cependant quelque chose de plus que la guerre ; alors que celle-ci reconnaît la distance et entretient de ce fait l'Ennemi-Mort dans la gloire de l'Autre, l'encorporation vise à l'appropriation de ses qualités, à la consolidation de liens internes de l'Unité sociale et à la persuasion de sa pérennisation-non-mort ; la suppression totale de la distance dans le procédé et la maîtrise de l'encorporation permet plus que l'esclavage ou l'adoption de l'Ennemi-Mort ; elle amplifie le prestige et l'identité de l'Unité sociale. Les sociétés qui n'ont pas l'institution du cannibalisme (endo ou exo) ne changent pas profondément leurs rapports à l'Ennemi-Autre et à leurs morts. La mise en scène de la guerre, encore aujourd'hui, chez les Adjoukrou, avant leur séparation d'avec un de leurs morts, (un Ebebu) vise à replacer le phénomène de la mort dans un rapport de guerre avec l'Ennemi ; la « victoire » sur celui-ci permet la mise hors du groupe et la maîtrise de la menace que constitue la mort pour l'Unité ; par cet acte celle-là est née et l'immortalité du groupe confirmée (cf. Nassikas, 1984). Le détour par cet exemple nous montre le sens premier de la guerre : elle est pour la vie et contre la mort.

Les rites d'initiation emploient à leur tour la violence à des degrés variables en mutilant (4) et en faisant souffrir le corps très gravement ; les vécus de mort-renaissance sont la condition pour accéder au statut d'adulte sexué et à l'identité sociale supérieure par rapport au statut du non-initié. La souffrance corporelle est une préfiguration en quelque sorte de ce que va devenir la souffrance essentielle d'avoir une telle identité culturelle à défendre par une lutte permanente car elle est menacée de destruction par une autre : l'inscription du et au symbolique marque aussi un chemin de non-retour dans lequel l'être de l'individu n'est qu'une partie de l'être social et culturel qu'il doit défendre, avec sa vie s'il le faut.

C'est dans ce sens que nous pouvons comprendre la notion du prestige basée soit sur l'humiliation de l'adversaire à travers le système du don, soit sur le nombre des scalps de l'ennemi que le guerrier a rapportés de ses excursions. Le guerrier n'est jamais vraiment complètement prestigieux malgré ses préparations douloureuses et ses réussites sur l'ennemi. Le prestige lui fait miroiter un Idéal qu'il ne peut jamais atteindre. D'ailleurs, c'est dans la recherche de cet idéal qu'il trouve la mort, celle-ci étant la face cachée de celui-là. P. Clastres voit là l'action d'un « instinct de mort » et il désigne le guerrier comme un « être-pour-la-mort » ; la société étant pour la vie, elle est de fait contre les guerriers, ce qui empêche ceux-ci de s'organiser en caste et de diviser l'Etre social égalitaire. La recherche effrénée de l'Idéal et du prestige social à laquelle se livre le guerrier, bien qu'elle ait sa mort sur son chemin, constitue, selon nous, l'autre versant du rapport guerrier que la société entretient avec l'Autre : elle aussi ignore la mort. Le défi que le guerrier lui lance constamment témoigne de sa croyance en son immortalité assimilée à celle de l'Idéal de la société dont il fait partie (5). Nous pouvons dire autrement que c'est l'entretien et le service aveugle d'un Idéal qui obligent à l'entretien de la violence et de la guerre et comportent la mort comme imprévu ou comme simple accident ; ceci surtout quand toute élaboration de cet Idéal au sein du collectif est impossible ; son héritage se faisant de génération en génération et l'initiation contribuant à son immuabilité, il ne reste qu'à le défendre aveuglément pour préserver sa survie. De toute façon, le guerrier, partie infime de l'Etre collectif, ne meurt pas vraiment puisque celui-là continue de vivre et un jour il vengera-mangera l'ennemi qui l'a éventuellement mangé, mangeant ainsi sa mort et le maintenant en vie à perpétuité.

Nous arrivons par là à l'idée que la violence n'est agie sur l'Autre que quand la violence intra-psychique, où se vit la relation à l'Autre, n'est plus métabolisable. Les Idéaux étant démesurément exigeants, pour consolider l'identité d'une manière compensatrice ils détournent la violence sur l'autre à la place de l'Autre intérieur. Ceci ne constitue qu'une échappatoire et une négation d'un vécu intérieur pénible qui a sans doute des rapports avec la notion de mort. Ceci nous amène à voir un peu plus directement les manifestations de cette :

VIOLENCE INTRAPSYCHIQUE

> « C'est alors que tout a vacillé La mer a charrié un souffle épais et ardent Il m'a semble que le ciel s'ouvrait sur toute son etendue pour laisser pleuvoir du feu. Tout mon être s'est tendu et j'ai crispé ma main sur le révolver La gâchette a cédé, j'ai touché le ventre poli de la crosse et c'est là, dans le bruit à la fois sec et assourdissant que tout a commencé. J'ai secoue la sueur et le soleil. J'ai compris que j'avais détruit l'équilibre du jour. le silence exceptionnel d'une plage où j'avais été heureux Alors, j'ai tire encore quatre fois sur un corps inerte où les balles s'enfonçaient sans qu'il y parût. Et c'était comme quatre coups brefs que je frappais sur la porte du malheur. »
>
> A. CAMUS. *l'Etranger*. Ed Gallimard, 1957

L'ouverture du ciel « pour laisser pleuvoir du feu » et l'« équilibre du jour » détruit, sont de belles métaphores que Camus emploie pour nous montrer à travers des configurations spatiales le processus d'un passage à l'acte meurtrier. Les appellations, de l'auteur du crime *l'Etranger*, un Français, et de la victime. « un Arabe », sont sans doute évocatrices d'une actualité toujours présente en France ; mais la force du roman n'y prend qu'en partie ses sources. Le crime manifestement gratuit montre la déraison, ou une autre raison, à laquelle l'étranger à l'intérieur de *l'Etranger* obéit. C'est celui-là qui se manifeste à travers la déchirure du ciel-raison, qui crache du feu rompant l'équilibre du jour, mais rompant surtout l'équilibre du fonctionnement psychique.

L'Arabe occupe manifestement ici la place de l'Autre intérieur. C'est avec celui-ci que les rapports sont violents et ils peuvent aller jusqu'à l'extrémité : Moi ou l'Autre. Le visage que cet Autre peut prendre dépend des circonstances. Quelquefois celui-ci peut être le sujet lui-même, Moi et Autre à la fois, l'un exterminant l'autre.

Nous parlions dans un travail précédent (Nassikas, 1982), d'un Monsieur C. qui s'était réfugié au commissariat de police de son quartier, en s'accusant d'être le meurtrier de sa femme ; la police, qui ne pouvait que le prendre au sérieux, a vérifié et a constaté qu'il ne s'agissait que d'une construction délirante ; amené à l'hôpital psychiatrique, Monsieur C. y a reçu un traitement approprié ; quelques jours après, les pensées d'auto-accusation qualifiées de délirantes ont disparu ; et quelques jours encore après, Monsieur C. se donnait la mort, par absorption excessive des médicaments qui l'avaient « soigné ». En somme, l'hospitalisation n'avait fait que déplacer le lieu de la victime, ou, au mieux, de l'Autre : de la personne de sa femme sur lui-même ; mais la question de fond resta inchangée ; qui voulait vraiment tuer Monsieur C. et pourquoi ?

Les travaux psychiatriques et psychanalytiques sur le « passage à l'acte » ou « acting out » et « acting in » sont nombreux ; au niveau de la sémiologie nosographique cela concerne plus spécialement l'entité de la paranoïa, des perversions et des « états limites » (qui, selon les nosographes, regroupent plusieurs sous-catégories : psychopathes ou sociopathes, toxicomanes, etc.). Si la troisième entité est celle qu'on rencontre le plus fréquemment dans le quotidien, c'est la première qui semble constituer le fond de toutes par la place particulière qu'elle réserve à l'Autre dans l'espace intrapsychique. Dans l'espace social elle est souvent impliquée au Pouvoir en étroite relation avec la mort, comme l'a pertinemment démontré E. Enriquez (1973). Reprenant les analyses de Freud à propos du cas du président Schreber, cet auteur systématise en trois fantasmes principaux l'articulation du discours du paranoïaque qu'il nous semble démonstratif de présenter ici. Le premier est celui de *la culpabilité du monde :* un groupe (les juifs, les francs-maçons, etc.) est désigné comme responsable du pouvoir et de la loi que tout le monde subit, cette loi est décrétée fausse et l'accepter comme vraie c'est se sentir coupable à tort. Or ce groupe doit annoncer la *vraie loi* dont il est l'instrument : s'il ne le faisait pas il deviendrait le véritable grand coupable ; celui qui, ayant pu sauver le monde, aurait démissionné lâchement.

Le deuxième fantasme est celui de la *nécessité de la rédemption :* confondant croyance, savoir et vérité, il annonce *l'ordre nouveau* qui purifiera le monde de sa souillure, de sa honte, de sa misère et qui lui permettra de réaliser un *grand dessein.* Par cette annonciation, il montre qu'il est à la fois le sauveur, le rédempteur et le Pantocrator, instrument du destin et élu de toute éternité.

Le troisième fantasme de *l'engendrement parthénogénétique de la nouvelle société* renvoie à un double narcissique qui ne passe pas par la différence des sexes ; l'engendrement est le résultat d'une *union mystique* à laquelle les corps ne participent pas et où il n'y a pas de rupture. L'imaginaire remplaçant ainsi la réalité, la toute-puissance supprime toute menace de mort ou de castration, même si la mort est continuellement agie en vue de détruire le vieux monde et de construire le « vrai » paradis sur cette terre ; la croyance en cette illusion explique le rapport de *guerre totale* que le paranoïaque entretient envers le monde ainsi qu'un aspect de fête attribué à cette guerre qui annonce le bonheur total. Etant donné que l'Autre ne disparaîtra jamais, la guerre-fête ne peut que continuer infiniment, sauf si la mort du paranoïaque lui-même arrive ; comme cet Autre qu'il chasse constamment n'est autre que lui-même, la guerre ne peut se terminer que par sa propre mort ; et cela l'histoire l'a plusieurs fois démontré.

La perversion s'organise en une mise en scène qui présente une relation à l'objet, à l'autre, inversée par rapport à celle de la paranoïa : ici, le calme et surtout la maîtrise de l'objet, même par un sadisme parfois extrême, sont survalorisés : les rapports humains se transforment en rapports d'objets. Cette mise en scène de maîtrise totale de l'objet et de toute angoisse, qu'on rencontre de plus en plus ces dernières années, est une organisation défensive contre une relation persécutrice à l'objet, à l'autre ou à la Loi. Défiant toute loi existant en dehors de lui, le pervers tente d'ériger à la place de cette dernière, la loi de son désir. Le *savoir* et la *vérité* deviennent dans ses mains de simples instruments de pouvoir et ils s'organisent en *idéologie* et en *croyance* tentant de refaire la réalité telle qu'elle lui soit supportable. Il se pardonne ainsi toute déformation de la réalité extérieure, même celle du langage, pourvu qu'elle prenne la forme désirée par lui. Il est cependant condamné à la répétition de cette *instrumentalisation* de ses relations à l'autre tentant constamment d'échapper à la présence intérieure, vague et angoissante, de la réalité de la castration et de la mort, de la Loi et de l'Autre. La violence du pervers, corporelle ou psychique, consiste en la tentative de réduire l'autre à un objet dont il disposera à volonté et à l'exclusion de toute référence à un tiers ; l'aliénation et la chosification de toute relation, lui-même étant le seul Maître, la seule loi, le seul savoir et la seule vérité, comporte des violences imprévisibles, qu'il aura constamment à répéter dans sa *volonté de Maîtrise de tout*, de l'effacement et du remplacement, jamais réussi, de l'Autre, vécu comme persécuteur et angoissant.

Les états limites sont considérés comme l'entité nosographique où on rencontre le plus fréquemment et à des degrés variables les « passages à l'acte » ; ceux-ci peuvent varier d'une signification à caractère plus ou moins paranoïaque ou perverse jusqu'à la non-signification ; cette dernière prend le sens d'une simple décharge des tensions intérieures incontenables qui tente de régler des conflits et excitations psychiques non élaborables par le comportement et la violence sur soi-même ou sur autrui. Ici, le fonctionnement psychique se règle au coup par coup, au sens propre du mot ; le coup réellement agi est, soit la réaction immédiate envers un agent extérieur vécu comme frustrant, angoissant et excitant, soit envers une tension et une angoisse intérieures qui ne peuvent se pare-exciter psychiquement pour se transformer en expression élaborée et symbolique ; le corps devient ainsi le seul moyen de décharge agissant et subissant la violence pratiquement sans aucune valeur symbolique et fantasmatique ; la violence constitue d'une certaine manière la répétition à l'infini d'une interrogation, se courbant sur le point du corps, lieu d'action et de tentative de perception des limites de soi et de l'autre ; le corps, de soi ou de l'autre, qui se violente et qui souffre n'est ni entièrement à soi ni à l'autre, mais les deux s'y entremêlent. Ceci témoigne d'une immaturation et d'une non-séparation de l'espace psychique de l'individu par rapport à l'espace maternel. L'existence du tiers paternel et de la loi est peu ou pas perceptible ; le manque tente d'être comblé par des réponses maternelles et matérielles, sans laisser le temps et la place à l'élaboration de l'absence et du manque par l'activité fantasmatique. Ainsi, se crée la notion de *néo-besoins* (M. Fain) que la société d'abondance favorise incontestablement, c'est-à-dire la *dépendance ininterrompue* par rapport aux satisfactions matérielles et corporelles, dépendance qui empêche la reconnaissance de la frustration, du manque et, par conséquent, du développement et de l'autonomisation du fonctionnement psychique. Etant donné que nous revenons sur ces propos dans notre épilogue, nous nous limitons ici à ce qui est le plus important : la violence se manifeste par et sur le corps quand l'élaboration de celle-là dans et par l'appareil psychique est impossible ; ainsi, son expression par des formes symboliques, par la sublimation et la création, par la communication, où l'autre est reconnu et respecté autant que soi-même, devient également impossible.

> « La violence est de corps là où — ainsi qu'on le voit dans le cauchemar — fait défaut l'enveloppe psychique du rêve. L'irruption brutale de la violence correspond, pourrait-on dire, à la destruction, plus ou moins momentanée, de l'« appareil psychique » tel qu'il est fictivement fonctionnel sous la forme de l'activité du rêve, du délire ou du transfert »,

déclare P. Fedida (in F. Gantheret, 1981).

Il pense que la violence est inhérente à toute expérience psychique de l'angoisse. Les débordements de la violence, agie dans les rapports sociaux, seraient le résultat, de « la parole ainsi conçue (qui) vient faire violence à l'expérience individuelle quotidiennement éprouvée du sentiment d'injustice, de la révolte, etc. ».

Bien qu'il soit partiel par rapport à l'ensemble des formes de présence interrelationnelles de la violence, ce point de vue a le mérite de l'associer à la parole et aux rapports de celle-ci avec le fonctionnement de l'appareil psychique.

A la différence des philosophes, qui ont toujours opposé violence et raison, la démarche psychanalytique est venue poser les fondements de la raison sur la violence même, tant avec la notion extrême de la *pulsion de mort* qu'avec celle de la *relation haineuse de la première rencontre avec l'objet* perturbateur d'un narcissisme primaire où le manque n'existe pas. M. Klein, avec sa notion de haine, expression directe et dès les débuts de la vie de la pulsion de mort, est celle qui a le plus tenu compte de ce concept freudien controversé, comme nous allons le voir un peu plus amplement ci-après. C'est l'approche de P. Aulagnier (1975) qui nous arrête ici, car c'est elle qui a le mieux étudié les rapports premiers et violents entre le langage et les débuts rudimentaires du fonctionnement psychique de l'être humain. Ici, et à l'inverse d'une conception qui situe *la source à l'extérieur* (comme celle de R. Girard), la violence est placée aux fondements de la constitution de l'appareil psychique et, simultanément, au cœur du signe linguistique et de la raison. L'*infans* de l'homme, dès son arrivée dans le monde, rencontre un environnement physico-psychique qui agira sur lui d'une manière déterminante. Dans notre contexte culturel, c'est plus spécialement la mère qui, par ses soins, joue ce rôle d'environnement et de premier *objet* relationnel de l'*infans*. Cette rencontre ne va pas sans ce que P. Aulagnier a appelé la *violence primaire* exercée par le discours maternel sur l'*infans* :

> « Par le discours qu'elle tient à et sur l'*infans* elle se forge une représentation idéïque de ce dernier à laquelle elle commence par identifier « l'être » de l'*infans* à jamais forclos de sa connaissance. L'ordre régissant les énoncés de la voix maternelle n'a rien d'aléatoire et ne fait que témoigner de la sujétion du Je qui parle à trois conditions préalables : le système de parenté, la structure linguistique, les effets qu'exercent sur le discours les affects à l'œuvre sur l'autre scène. Trinôme qui est cause de la première violence, radicale et nécessaire, que la psyché de l'*infans* subira lors de sa rencontre avec la voix maternelle. »

La définition de cette *violence primaire* structurant les rudiments psychiques de l'*infans* est la suivante :

> « Nous appelons violence primaire, l'action psychique par laquelle on impose à la psyché d'un autre un choix, une pensée ou une action qui sont motivés par le désir de celui qui l'impose mais qui s'étayent sur un objet qui répond pour l'autre à la catégorie du nécessaire. »

C'est cette violence qui instrumente le désir sur l'objet d'un besoin, arrivant à l'intrication du nécessaire, du désir et de la demande, intrication qui cache à jamais la violence primaire sous l'apparence du demandé et de l'attendu. Cette violence primaire s'exerce également aux dépens du plaisir mais permet la constitution future de l'instance psychique appelée Je ; c'est pour cela qu'elle est nécessaire dans l'interprétation et la mise en sens des vécus somatopsychiques de l'infans. Une *violence secondaire* se rajoute parfois à la violence primaire et s'appuie sur celle-ci, mais elle constitue un excès nuisible au fonctionnement du Je arrivant parfois à s'approprier les qualificatifs de nécessaire et de naturel et à inscrire ce Je dans un rapport de communication inversée aux autres :

> « C'est la fréquence de ce rapport opposant le sujet et les autres qui explique pourquoi la folie, comme discours qui vient répondre à la violence de ces autres, est à son tour à entendre comme l'interprétation de la violence.»

L'espace originaire du Je constitué par l'action de la violence primaire est toujours régi par la loi du « tout au tout » de l'amour et de la haine et il est constamment soumis au risque d'une irruption non maîtrisable d'un affect précipitant le sujet soit dans le gouffre de la fusion, soit dans celui du meurtre de l'Autre ou de lui-même ; c'est ce qui est appelé acting-out ou impulsion, plus caractéristique de la psychose, et montrant que la relation Je-originaire et Je-monde n'est plus différenciable. L'agir s'autonomise par rapport au discours, ses motivations, ses buts et ses limites ; au lieu du « ça parle », cela devient « ça agit » ou « ça réagit » ; cet acte de refus d'allégeance à la primauté du discours dans notre contexte culturel s'appelle aliénation.

Tout au long de la structuration de l'originaire, le corps s'offre comme un *emprunt* aux modèles représentatifs que l'âme se forge d'elle-même, rapport qui, durant les processus primaires ou secondaires, se renverse : le corps devient alors une scène où et avec laquelle les fantasmes psychiques se projettent et se jouent. En ce qui concerne la pensée, au niveau de l'originaire, il semble que son emprunt se fasse sur l'oralité :

> « Il y a une sorte d'étrange réification du flux discursif, ou de sa rétention, qui fait irrésistiblement penser à une bouche qui déverse un flux alimentaire qui envahit l'Autre, pour le

> nourrir ou l'étouffer, à une bouche qui retient une gorgée d'aliment-excrément qui l'empoisonne. La relation du sujet à ce qui « est pensé » semble se rapprocher de ce qui avait été une relation archaïque à l'avalé ou au vomi. »

La structuration de la pensée, aussi bien que celle de l'ensemble de l'appareil psychique, dont elle constitue une fonction articulée avec les autres, dépend de cette première violence de l'interprétation exercée par la fonction maternelle, interprétation des affects de l'infans pour qu'ils prennent sens et valeur linguistique. Il va de soi que cette fonction maternelle est très décisive pour les premiers pas de l'infans. Il s'agit d'une violence nécessaire mais pas excessive et ceci est possible avec une « mère suffisamment bonne » (ce que Winnicott a longuement développé dans ses travaux).

De nombreux autres auteurs ont étudié et analysé différents aspects de l'échange dans la relation entre la mère et l'enfant, décisifs pour l'évolution psychique de ce dernier ; nous mentionnons ici seulement l'« identification à l'agresseur » de S. Ferenczi (1932) par laquelle l'enfant se défend contre la violence que lui fait subir un adulte, violence qui est au fond un acte de langage. Nous mentionnons aussi la forme particulière d'acting-out des « attaques contre le lien » (*attacks on linking*, W.R. Bion, 1959). Bien que cela concerne plus particulièrement le fonctionnement de la pensée du psychotique, il nous semble important de voir que la violence naît et fonctionne d'abord dans l'esprit du sujet avec comme but de défaire les liens entre ses propres parties ; ce n'est que par la suite que ces attaques vont se répéter contre les liens entre le sujet et d'autres personnes. La fonction maternelle est encore ici déterminante, car elle joue un rôle de contenant et d'interprète (capacité de rêverie de la mère, W.R. Bion, 1961) en recevant les émotions violentes du nourrisson et en les restituant sous une forme supportable ; cet échange permet au nourrisson d'élaborer son propre appareil à penser, dans lequel les données brutes des sensations (préconceptions) peuvent se transformer en pensées selon la capacité de l'enfant à tolérer la frustration ; cette métabolisation (fonction alpha) ne peut se faire au début qu'avec la contribution maternelle (capacité de rêverie). Le résultat de ce processus (éléments alpha) est l'apparition des pensées : elles fonctionnent dans l'appareil à penser en ayant comme rôle de combler le vide entre connaissance et appréciation d'un manque d'une part, et de permettre une *action* destinée à modifier ce manque d'autre part. C'est ainsi que devient possible la communication d'un sujet à un autre chacun pouvant assimiler dans son intérieur les « éléments de communication » (notes, signes, etc.). Une fonction importante de la communication, selon cet auteur, est de réaliser une corrélation, c'est-à-dire la conjonction d'un ensemble de données sensorielles avec un autre. S'il y a harmonie entre les deux ensembles on a un sentiment de vérité, sinon il en résulte un état mental de débilité :

> « Comme si la privation de la vérité était en quelque sorte analogue à la privation de la nourriture (...) on a un sentiment de vérité si la vue d'un objet qui est haï peut être conjointe à la vue du même objet quand il est aimé, et la conjonction confirme que l'objet vecu avec des émotions différentes est le même objet. Une corrélation s'établit. »

Si c'est l'incapacité de tolérer la frustration qui domine (la fonction maternelle y ayant toujours sa contribution), la fonction alpha ne peut pas s'établir et les données des sensations restent inélaborables (éléments béta) ; ce qui devrait être une pensée devient un mauvais objet indiscernable d'une mauvaise chose propre à être évacuée. Il en résulte un éloignement des événements par des attaques destructrices pour éluder toute perception de la prise de conscience ; par la prédominance de l'identification projective, toute distinction entre soi et objet externe devient confuse. Une situation intermédiaire est celle où l'intolérance à la frustration n'est pas trop grande pour activer les mécanismes de fuite, mais trop importante pour que le principe de réalité puisse dominer. Ici se développe l'*omnipotence* du sujet et l'*omniscience* comme substituts à l'apprentissage par expérience ; la discrimination entre le vrai et le faux est impossible et remplacée par une « affirmation dictatoriale » du sujet qu'une chose est normalement bien et l'autre mal et ceci va avec une négation de la réalité remplacée par une moralité absolue. Chaque fois que cette moralité va être remise en question, la violence mise en action vers l'extérieur sera la réponse du sujet pour préserver l'intégrité de son fonctionnement.

A la suite de ce parcours dans le domaine de l'intra-psychique, il nous semble suffisamment clair que la violence lui est consubstantielle et qu'elle participe de ses fondements. Selon les aptitudes psychiques à la contenir et à l'élaborer à l'intérieur, là où la relation à l'autre est vécue et représentée, la communication et la « corrélation » (Bion) avec l'autre-extérieur vont être possibles et la violence ne viendra pas trop perturber ou détruire les liens du sujet ou son expérience de la réalité quotidienne et sociale. Il va de soi que ces capacités du sujet ne sont pas infiniment extensibles, surtout quand « le social » vient y faire démesurément violence (parlée ou agie). Mais il est certain que les réponses que cette violence va susciter en chacun dépendront de ce qui sera réveillé en lui comme frustration et menace de l'intégrité qui s'est constituée d'une manière très personnalisée durant son évolution.

La corrélation, variable selon les points de vue, entre la violence, l'agressivité et la mort (pulsion ?) mettant en rapport le psychisme humain et sa nature ou substrat biologique, commun à tous les animaux, est un autre aspect qui demande à être éclairci ; d'autant que cet aspect a alimenté plusieurs théories sur la violence, à l'origine, à notre avis, d'une certaine confusion conceptuelle.

AGRESSIVITÉ MORT ET VIOLENCE

> Quel obstacle puissant à la civilisation doit être l'agressivité si s'en défendre rend tout aussi malheureux que s'en réclamer !
>
> S FREUD, *Malaise dans la civilisation*

L'exclamation de l'auteur ci-dessus témoigne de sa consternation devant les constatations que la démarche de son esprit l'a amené à faire ; bien qu'ici il puisse paraître perplexe, comme à chaque fois qu'il pense la dimension politique, dans d'autres passages de ses écrits il est plus direct et renverse le rapport ci-dessus entre civilisation et agressivité : celle-ci ne serait pas un obstacle au processus de la civilisation, mais elle en serait plutôt le fondement : la civilisation se définirait par cet ensemble des constructions de l'esprit humain tentant de délimiter, de parer et de détourner le rapport agressif premier de chaque individu envers l'objet (l'autre) extérieur à lui. Il va de soi que, dans ces efforts, la société ne parvient jamais à détourner entièrement l'agressivité vers d'autres fins que la destruction et, parfois, celle-ci se généralise, comme dans le cas de la guerre. Dans cette lignée de pensée, on ne s'étonnera pas de constater qu'en parallèle aux constructions et développements culturels, la civilisation élabore tout un arsenal militaire, affinant et amplifiant ainsi, de plus en plus, sa destructivité.

La polémologie n'est cependant pas notre propos ici, d'autres auteurs s'étant préoccupés de la question. Ce que nous constatons par là, c'est la présence constante, moins manifeste, de l'agressivité en tant que destructivité au sein de l'individu et de la société, dirigée en général envers autrui mais parfois aussi envers soi-même.

Les frontières entre agressivité et violence sont relativement confuses, les deux termes étant souvent utilisés d'une façon indistincte, soit l'un à la place de l'autre, selon le poids que le mot porte à chaque époque et culture, soit l'un comme dérivé de l'autre ; il s'y rajoute les positions et conceptions personnelles des auteurs, basées sur des systèmes conceptuels biologiques, sociologiques, psychanalytiques ou autres.

Nous nous limiterons ici à une distinction élémentaire entre les deux termes, en rapport avec leur utilisation contemporaine, en évitant de discuter les différentes positions des nombreux auteurs qui abordent le sujet.

Réservant au terme de « violence fondamentale » un paragraphe spécial ci-après, nous pensons que le terme de violence diffère de celui d'agressivité essentiellement en ce qui concerne l'origine et les buts de la force utilisée dans le rapport violent ou agressif à l'autre.

Nous rappelons que les deux notions ont été considérées comme naturelles (et même indispensables dans le comportement humain des sociétés post-industrielles) ; ceci, bien entendu, dans certaines limites (6).

En général, quand nous disons que quelqu'un est violent, c'est d'un trait de sa personnalité que nous parlons et nous ne nous sentons pas directement menacés auprès de lui ; à l'inverse, quand nous disons de quelqu'un qu'il est agressif, la menace venant directement du sujet qualifié comme tel, nous nous sentons un peu plus concernés ; ce « plus » n'est pas d'ordre quantitatif par comparaison des deux termes, ce qui mènerait à dire que l'agressivité précède et fait le lit de la violence ; ce « plus » perçu dans le mot « agressif » est dû au fait qu'on est alors désigné comme objet potentiel de l'agressivité de l'autre, alors que le qualificatif de violent ne nous met pas d'emblée dans cette position. Plus explicitement encore, on peut dire que l'agressivité vise à nuire ou à détruire un objet (être humain) précis, alors que la violence est plutôt disposition du sujet (expression seulement de sa relation à l'objet interne) et ce n'est que secondairement et occasionnellement qu'elle peut s'exprimer sur un objet précis ; autrement dit, la visée première de l'agressivité est la destruction d'autrui, le sujet lui-même pouvant prendre cette place (masochisme, etc.), alors que la visée première de la violence est la défense et la conservation du sujet, alors indifférent à ce qui arrive à l'objet.

La force quant à sa source, impliquée dans chacun de ses deux mouvements est sensiblement différente. En ce qui concerne la violence, nous l'aborderons rapidement dans le paragraphe suivant sur la « violence fondamentale ». Quant à l'agressivité, presque tous les auteurs (7) semblent converger vers la conception d'un instinct agressif, bien que chacun le conçoive différemment, selon son angle d'approche.

Les bio-éthologistes, et essentiellement K. Lorenz (1963), ont décrit un instinct animal agressif à la suite de leurs observations du comportement des animaux. Cet instinct n'est en principe jamais exprimé envers la même espèce ni envers soi-même, mais il est dirigé vers d'autres espèces, associé en général à des comportements alimentaires et quelquefois sexuels, comportements indispensables à l'équilibre et à la survie de l'animal. Contestant cette notion d'instinct comme forme d'expression autonome fondée sur une base naturelle, M. Goustard (1965), la considère plutôt comme une réaction faisant partie des mécanismes d'adaptation de l'animal à son environnement. Etant donné que l'homme est le seul animal capable non seulement de s'adapter mais aussi de changer son environnement et de diriger son agressivité contre sa propre espèce ou contre lui-même, qu'il est aussi le seul capable de la sublimer dans son intériorité, on peut dire que seul l'homme est véritablement agressif.

Mais où l'agressivité prend-elle racine à l'intérieur de l'humain ?

Est-elle en rapport avec la structure biologique de l'espèce humaine ? Certains ont cru en effet pendant un temps qu'elle aurait pu être repérée sur la structure chromosomique, (par exemple, le XYY) ; d'autre part, la neurochirurgie se propose toujours, avec ses méthodes stéréotaxiques et affinées aujourd'hui, de « corriger » les « anomalies cérébrales » des agressifs.

Ou bien est-elle un fait culturel ?

La démarche freudienne, qui a mené le plus loin dans l'intrapsychique la recherche sur le fonctionnement humain, fait dériver l'agressivité des pulsions, ces « êtres mythiques » de la métapsychologie psychanalytique, concepts charnières entre le biologique et le psychique en rapport, plus ou moins, avec ce qui est héréditairement inné dans le comportement et la « nature » humaine. Pulsion d'agression, pulsion de destruction, pulsion d'emprise et pulsion de mort se sont succédé pour expliquer l'agressivité selon les moments de la pensée freudienne ; le concept de la pulsion, en lui-même, par sa visée de soumission et d'appropriation, sinon de destruction de l'objet à des fins de satisfaction et/ou de survie du sujet, comporte ce rapport agressif et destructeur du sujet à l'objet ; rapport dont la forme orale de l'encorporation est à la fois la première relation que le sujet vit en venant au monde et la plus exemplaire du sort réservé à l'objet.

La pensée de Freud, dans ses débuts, a été chancelante en ce qui concerne l'agressivité ; il l'attachait aux pulsions du Moi ou d'autoconservation (première topique). C'est par la formulation de la deuxième topique, distinguant deux grands groupes de pulsions (le terme d'instinct aurait un usage plus spécifique, cf. : violence fondamentale), les pulsions de vie et les pulsions de mort, antagonistes dans le fonctionnement psychique, que la notion de l'agressivité est devenue plus claire, à l'intérieur du corpus freudien bien entendu. Procédant par pure spéculation, puisque ces domaines sont inobservables dans la clinique, Freud (1920) est arrivé à postuler l'existence dans l'homme, à la différence de tous les autres animaux, des instincts de mort, opposés à ceux, antagonistes, de vie, et visant la réduction complète des tensions, la déliaison, même des liens biochimiques pour ramener l'être vivant à l'état inorganique. Cette formulation qu'il propose dans *Au-delà du principe de plaisir* était-elle l'aboutissement de ses recherches précédentes, ou liée à sa déception, ou bien encore à sa prise en compte des forces souterraines ayant permis la boucherie de la Première Guerre mondiale, ou enfin une théorisation consécutive à la découverte de son propre cancer (W. Reich) ?

Les différentes hypothèses des post-freudiens à ce propos témoignent de l'embarras dans lequel ils se sont trouvés et de la difficulté à concevoir un tel instinct ; les controverses sont loin d'être finies, les mots mêmes d'instinct et de pulsion semblant être incompatibles avec celui de mort. Mélanie Klein est celle qui est allée le plus loin dans l'adoption complète de la thèse du dualisme pulsionnel pour expliquer le fonctionnement psychique, et elle observe dans son expérience clinique les manifestations directes des pulsions de mort à travers les fantasmes, la haine, etc. Freud, quant à lui, pensait que ces pulsions ne se manifestent pas en tant que telles, et qu'on ne peut que supposer leur existence par déductions spéculatives pour construire un schéma théorique cohérent du fonctionnement psychique.

D'autres auteurs post-freudiens ont essayé de repenser ce concept, soit en le rejetant (W. Reich), soit en le modifiant et l'allégeant pour le rendre plus supportable (K. Horney, E. Fromm), soit en l'associant à une pensée sociopolitique (A. Mitscherlich), etc. Freud lui-même semble l'associer au sociopolitique quand (1929) il déclare :

> « Il me semble hors de doute aussi qu'un changement réel de l'attitude des hommes à l'égard de la propriété sera ici plus efficace que n'importe quel commandement éthique ; mais cette juste vue des socialistes est troublée et dépouillée de toute valeur pratique par une nouvelle méconnaissance idéaliste de la nature humaine. »

Concevant la civilisation comme une construction contre la pulsion de mort, Freud semble faire ici référence à la pulsion d'emprise, dérivé premier de celle-là. Peut-on comprendre par là que cette pulsion contiendrait du culturel, et qu'elle serait donc modifiable, ou bien que le culturel, dans l'exemple de la propriété, ne serait qu'une tentative « logique » d'une plus grande maîtrise de la pulsion de mort ?

G. Rosolato (1988) considère la pulsion de mort comme un des trois mythes fondateurs de la psychanalyse (avec ceux du meurtre préhistorique du père et le mythe religieux de Moïse), bâtis réciproquement sur le négatif ou l'inconnu non représentable. L'auteur situe aussi cette pulsion dans une fonction à la limite du « signifiant de démarcation » et prolonge en quelque sorte les développements de J. Laplanche ; celui-ci considère la deuxième topique freudienne comme une prolongation, (donc sans rupture), de la première. La pulsion érotique et celle de l'autoconservation seraient les deux versants de la pulsion de vie, c'est-à-dire de tout ce qui est lié à la représentation et organise le fonctionnement psychique. La pulsion de mort serait la pulsion au sens propre, c'est-à-dire le chaos anarchique et destructeur de la vie psychique qui ne parvient pas à lier les excitations à des représentations.

Le débat concernant cette pulsion mystérieuse n'est sans doute pas clos mais il n'y a pas lieu ici de nous étendre sur ce sujet. Tout dépend, dirais-je, du « point de vue » d'où on se place. Si l'on se place du point de vue de « la relation d'objet » de la problématique kleinienne, la pulsion de mort est « observable » dans les premiers échanges de l'enfant avec sa mère. Si l'on se place du point de vue de « la représentation d'objet » dans le fonctionnement psychique d'un individu, dans ce cas la pulsion de mort prend plutôt l'allure d'une hypothèse spéculative pour expliquer une série d'« inconnues ». Je penche plutôt pour ce deuxième point de vue qui nous sort quelque peu de certains paradoxes concernant la pulsion de mort, par exemple celui qui considère la musculature comme son système de dérivation vers l'extérieur du psychisme.

Dans cette approche, le sadisme, la pulsion de destruction ou d'agression, la pulsion d'emprise ou la volonté de puissance et la haine seraient plutôt en rapport avec la pulsion d'autoconservation en des mélanges variables avec la pulsion érotique qui *lient* à des représentations d'objet tout ce qui est non représentable et simple excitation (ou pulsion de mort) destructrice du monde intérieur. Dans cet ensemble, on peut rattacher plus la pulsion d'emprise-volonté de puissance au stade sadique anal de la psychogenèse, stade marqué essentiellement par l'ambivalence (coexistence sur un même plan de l'amour et de la haine), alors que la pulsion de destruction se manifeste dès la naissance et plus particulièrement dans le rapport oral à l'objet. C'est l'ensemble de ces visées destructrices de l'objet que nous appelons *agressivité* (qu'elles se manifestent négativement par l'inaction ou positivement par l'action, ou symboliquement comme c'est le cas de l'ironie). Tout désir (comme le remarquent Laplanche et Pontalis, 1967) agressif ou sexuel, est ainsi indissolublement lié à la pulsion de mort qui tend à ramener l'excitation interne au point zéro (principe de Nirvâna) de l'anorganique par la décharge complète ; le principe de plaisir serait le compromis, provisoire et instable, résultant de l'action d'Eros qui vise l'homéostasie de l'excitation interne et le maintien des liaisons entre les différentes unités ; la *sublimation* est un mécanisme qui joue ici un rôle capital : elle transforme l'agressivité, dirigée vers l'extérieur, en objets culturels échangés avec autrui sans que ceux-ci soient menacés de destruction (c'est l'analyse de ces échanges qui permet à A. Green de dire que « toute culture est par essence paranoïa »).

Cependant la libido n'arrive jamais à faire dériver vers l'extérieur la totalité de la pulsion de mort ; une partie de celle-ci reste à l'intérieur, toujours associée à la libido. Elle peut être présente dans les conflits entre les instances psychiques (par exemple dans le cas de la mélancolie, le Surmoi semble être devenu une « culture de la pulsion de mort » [Freud] qui menace le Moi de destruction) ou dans les différentes formes du masochisme et plus spécialement dans le masochisme originaire (érogène).

Comme nous le voyons, la relation première à l'objet est supposée, par Freud (1915), être une relation de haine avant de devenir une relation d'amour ; et cela en rapport avec les pulsions du Moi et d'autoconservation au moment où la pulsion de Mort n'était pas encore conceptualisée ; à partir de là, la haine est comprise comme un mélange de pulsion de mort et de libido dirigé contre un objet précis ; cependant Freud (1905) laisse entendre qu'il y aurait encore, avant la haine, une violence exercée envers l'objet sans que l'enfant ait comme but la souffrance d'autrui ; simplement il n'en tiendrait plus compte, cette violence étant indépendante et précédant la sexualité.

C'est cette violence primaire, présente avant tout sadomasochisme, que J. Bergeret (1984) appelle

LA VIOLENCE FONDAMENTALE

> « Sais-je encore si j'ai peur ou si je t'aime trop ? Laisse-moi vaciller avec toi dans cette joie qui est la certitude d'un abîme plus entier, plus violent que tout désir La volupté où tu sombres est déjà si grande que je puis te parler . elle sera suivie de ta défaillance.
>
> A ce *moment je partirai, et jamais tu ne reverras* celle qui t'attendit, pour ne te donner que son dernier souffle.
>
> Ah, serre les dents, mon fils ! »
>
> Georges BATAILLE, *Ma mère.*

L'intuition et la sensibilité de Georges Bataille lui ont permis de parler d'un « abîme plus entier et plus violent que tout désir », abîme présent dans la relation la plus intime de la mère et de son fils ; la relation sexuelle entre eux semble être l'ultime défense devant l'anéantissement réciproque, défense qui se consume avec eux dans les flammes de leur violence au lieu de les éteindre. C'est le même abîme que J. Bergeret s'est mis à éclaircir : il reprend à la fois la première partie du mythe d'Œdipe, dont Freud n'a pas tenu compte (celle de l'oracle qui annonce aux parents que leur enfant quand il sera grand les tuera tous les deux, c'est-à-dire que s'ils veulent vivre, ils doivent le tuer) et il développe certaines pensées que Freud avait partiellement annoncées dans ses écrits. Sa notion de « violence fondamentale » tente de décrire un état présexuel ou prégénital du petit de l'homme où celui-ci vit par rapport à l'autre, l'objet parental, une relation imaginaire originaire. Dans celle-ci le sujet conçoit tout autre comme une menace pour sa propre survie : sa réaction violente vise à sa simple défense sans être dirigée contre un objet précis et sans être associée à une satisfaction libidinale comme c'est le cas pour l'agressivité ou le sadisme.

Reprenant la notion des « fantasmes originaires », l'auteur postule que ceux-ci seraient précédés par les « fantasmes primaires » présents dès l'origine de l'individu, sortes d'éléments préstructuraux résultant de la conjonction opérée entre des éléments structuraux héréditaires et des modèles imaginaires apportés par l'adulte (surtout la mère) durant l'« épigenèse interactionnelle ». Ce seraient ces fantasmes primaires qui feraient surgir les pulsions et non l'inverse, comme la pensée kleinienne, surtout, le suppose. L'élément héréditaire serait, selon l'auteur, un instinct de survie proche de la pulsion d'autoconservation de Freud ; il l'appelle « violence fondamentale » reposant sur un fantasme narcissique primaire se formulant par la question :

> « L'autre ou moi ? Lui ou moi ? Survivre ou mourir ? Survivre au risque de tuer ? Sans intention première de détruire ni même de viser spécialement l'objet en tant que tel au sein d'une relation narcissique primaire » (Bergeret, 1981).

Le stade cannibalique oral, que Karl Abraham (1924) a le premier développé, constituerait une représentation exemplaire du traitement réservé à l'objet en vue de le soumettre aux buts de survie du sujet. La relation violente et persécutoire du tout jeune enfant à sa mère, telle qu'elle a été décrite par M. Klein, ne serait pas seulement le résultat de la projection défensive de l'enfant, comme cet auteur l'a conçu, mais serait aussi causée par des éléments apportés par les parents et l'environnement extérieur (mythes, contes de fées avec des ogresses, lamias, etc.). Cette interaction entre les éléments innés, amorcés en fantasmes par les modèles imaginaires parentaux, mettrait en scène des représentations d'une domination violente de l'objet, violence exercée tant du côté maternel que du côté infantile, et qui ne tient pas tellement compte de l'objet envers lequel il n'existe ni amour ni agressivité (ni culpabilité en rapport avec la violence).

C'est dans un second temps que

> « les inscriptions présymboliques œdipiennes innées contenues dans les éléments structuraux de l'enfant se verraient à leur tour amorcées en fantasmes œdipiens ouvrant la voie à la libido génitale authentique qui reprend à son compte logiquement la violence fondamentale dans une optique à la fois génitale et objectale » (Bergeret, 1981).

De cette intégration de la violence par la libido, de son élaboration et de son expression en formes sublimées, artistiques, scientifiques ou autres dépendra l'avenir du sujet. Si la violence reste non suffisamment intégrée au service de la libido, elle risque de mettre celle-ci à son service. Ceci donnera naissance à des composantes imaginaires agressives (sadiques ou masochistes) s'exprimant soit par le comportement (criminalité, etc.), soit par des formes psychopathologiques (autisme, anorexie, toxicomanie, etc...). M. Klein, pour des raisons sans doute personnelles, a mis sur le compte de la pulsion de mort de l'enfant (dont il serait donc le seul responsable) son agressivité et sa violence précoces. J. Bergeret nous montre comment l'environnement (surtout parental) y participe, surtout au moment de la naissance et est responsable de leur existence ainsi que leur possible élaboration. Il nous offre aussi un angle d'approche intéressant pour comprendre la genèse des dépressions, certains mécanismes psychotiques ou névrotiques et les attitudes d'addiction.

L'approche de R. Girard sur la violence peut être mieux comprise sous cet angle bien que cet auteur ait poussé sa pensée vers une systématisation religieuse : ce qui est reconnu (8) c'est une violence primaire dont le refoulement précède le refoulement sexuel et contre laquelle le groupe social a construit des mécanismes de défense. Le sentiment de culpabilité, surtout dans sa composante inconsciente, y prend naissance. J. Bergeret (1984) se rapproche ici de la conception de Th. Reik (1956) qui mettait en rapport la naissance de la culpabilité avec le repas cannibale, plus qu'avec le meurtre du père primitif, comme nous l'avons étudié dans un autre ouvrage (Nassikas, 1990). La culpabilité consciente se superpose à la précédente ; seul son motif est inconscient ; elle appartient au registre œdipien, bien différent du registre de la violence, surtout orale, où s'ancre la culpabilité inconsciente (dans celle-ci, non seulement le motif, mais aussi le sentiment de culpabilité sont inconscients). La distinction entre les deux ne peut être perçue que par un individu engagé dans un processus psychanalytique bien avancé.

Ici, nous retrouvons le fil de notre recherche par rapport à la violence et les G.F. ; ces dernières, comme nous le disions déjà, jouent sur le registre de la culpabilisation de l'opinion publique, en mettant en scène un rapport violent de type oral (bien qu'exprimé négativement). Et la violence ainsi que la culpabilité qu'elle engendre sont d'un registre primaire. C'est durant le tout premier *stade oral* de l'évolution psychique de l'individu que va se faire la première intégration de la violence primaire par les processus psychiques sous le primat de la libido. Cette intégration est en soi assez complexe et jamais complète, les autres stades la continuant à leur tour (stade anal et stade génital) ; les noyaux violents originaires sont contenus et déjoués par une fantasmatique essentiellement cannibale (contes de fées, mythes, humour, etc.). Et si les circonstances extérieures la favorisent, cette fantasmatique peut prendre une ampleur groupale et sociale allant même parfois jusqu'aux actes. Mais, avant d'arriver au chapitre suivant, dans lequel les modalités variables de l'expression de cette fantasmatique sont étudiées, nous portons un regard rapide sur les implications entre :

ORALITÉ ET VIOLENCE

> « ... si je suis rentrée ici (à l'hôpital psychiatrique) c'est à cause de mon filleul qui un jour m'a dit spontanément quand je l'ai embrassé que je lui faisais peur.. J'ai refusé de l'embrasser (maman). Pour moi c'était un moyen de lui montrer mon agressivité... Rêve : j'étais dans un zoo et une lionne s'était echappée. Elle me sautait dessus toutes griffes sorties. Je restais sur place et pour me protéger je lui tenais la gueule fermée »
>
> Extraits du *journal d'une jeune anorexique* (cf Nassikas. 1990).

> « Avec ma lance et mon épée,
> Je peux bien boire et bien manger
> Bien moissonner et bien vendanger »
>
> Hybrias Le Cretois. *Le repas des sophistes*. XV. 693

Les extraits du journal de cette jeune anorexique sont ici mis en exergue pour montrer, à titre d'exemple, comment la violence orale se manifeste dans les rapports interpersonnels ou dans les fantasmes ; le fait de « fermer la gueule », bien qu'il ne mette pas en acte cette violence, ne doit pas nous tromper sur sa signification violente exprimée ici sur un mode négatif. Comme nous le remarquions un peu auparavant, la relation orale à l'objet, à l'autre, est la première relation que vit l'enfant en venant au monde. C'est par la bouche qu'il s'y implique (9) corporellement d'une manière vitale, et c'est à travers ce rapport et ces échanges qu'il se représente tous les enjeux pulsionnels et fantasmatiques entre le sujet et l'objet.

C'est Karl Abraham qui a le premier approfondi les dimensions violentes du stade oral, et M. Klein (qui a été en analyse avec lui) en a construit le plus ample développement. Nous nous limitons à présenter ici seulement certains points qui sont directement en rapport avec notre sujet.

K. Abraham (1917) est arrivé, à partir de ses observations cliniques à distinguer deux étapes à l'intérieur du stade oral. La première est celle de la succion :

> « A l'étape primaire, la libido de l'enfant est liée à l'acte de la succion. C'est un acte d'incorporation qui ne porte cependant pas atteinte à l'existence de la personne nourricière. L'enfant ne distingue pas encore son moi d'un objet extérieur à lui. Les notions de moi et d'objet ne correspondent pas à cette étape. L'enfant qui boit et le sein (ou la mère) qui nourrit ne se distinguent pas l'un de l'autre ». (10)

Comme le constate aussi B. Lewin (10), manger et être mangé ou le désir d'être mangé sont équivalents et interchangeables durant cette étape de la maturation psychique de l'enfant où il n'existe pas encore de limites entre soi et l'autre ; l'enfant vit avec sa mère dans un espace fusionnel (bidimensionnel) n'ayant pas constitué un *dedans* relativement autonome par rapport à un *dehors*. Cette relation fusionnelle à l'autre caractérise l'ensemble du stade oral et elle prend fin durant le stade anal (qui introduit la tridimensionnalité et la distance) ; cependant, la deuxième étape du stade oral confère à l'objet un nouveau statut qui prépare sa mise à distance et l'objet est alors aussi vécu comme dangereux pour l'existence de l'enfant. Voici comment la présente K. Abraham :

> « La seconde étape se différencie de la précédente par la modification de l'activité orale qui de succion devient mordication... certaines manifestations névrotiques proviennent d'une régression à l'âge de la formation des dents et d'autre part... le fait de mordre représente la forme primitive de l'impulsion sadique. Indubitablement la dentition est le premier instrument avec lequel l'enfant peut réaliser des destructions du monde des objets, à une période où les mains ne sont encore aptes qu'à saisir et à tenir... c'est le stade des impulsions cannibaliques... A partir de là, l'ambivalence

règne sur la relation du moi à l'objet... La libido menace l'objet de destruction par dévoration... Il y a une forme d'idée délirante dépressive où le fantasme du désir cannibalique s'exprime avec précision. Jadis, cette idée délirante était très répandue mais, même maintenant, elle n'a pas encore disparu. *C'est l'idée d'être métamorphosé en un animal sauvage qui dévore les hommes.* Cette autoaccusation était si répandue dans la vieille psychiatrie qu'une certaine forme de « possession » était désignée sous le nom des *lycanthropie.* C'était le délire de transformation en loup-garou... Nous comprenons alors la fréquence du refus alimentaire. Le patient (mélancolique) se conduit comme si *seule une abstention alimentaire complète* pouvait le préserver d'exercer ses pulsions refoulées. En même temps, il s'applique la seule sanction correspondant aux impulsions cannibaliques inconscientes : la mort par inanition ».

Ces conceptions, approfondies encore par d'autres psychanalystes, ont le mérite de situer les commencements de la relation violente à l'objet sous la forme de la dévoration et de la mordication ; si on y associe le fait que, dans les débuts de cette relation, il y a indistinction et interchangeabilité entre le Moi de l'enfant et l'objet, on peut mieux comprendre que la violence orale peut être tournée envers soi tout en visant l'objet et, dans ce cas, elle prend l'apparence inverse : l'inanition. K. Abraham n'a cependant pas tenu compte du rôle des parents et de l'environnement dans le réveil et le devenir de ces « pulsions de dévoration ». M. Klein (1928, 1932) a également peu tenu compte de ce facteur et elle approfondit les points de vue de son analyste en situant le départ de sa violence uniquement au niveau de l'enfant :

« Il nous semble incroyable qu'un enfant de quatre ans, par exemple, constitue dans son esprit une image irréelle et fantasmatique de parents qui dévorent, dépècent, mordent. Par ailleurs, il nous semble compréhensible que chez un enfant d'un an l'angoisse causée par le début du complexe d'Œdipe prenne la forme de la peur d'être dévoré et détruit ».

Cette angoisse n'est, selon l'auteur, que le résultat de la prise en compte par l'inconscient de l'enfant de son agressivité propre et des premiers noyaux du Surmoi formés par l'« incorporation partielle » de l'objet suite à l'action de ses pulsions destructrices-cannibales. C'est l'agressivité (expression de la pulsion de mort) qui est la première fondatrice du Surmoi, selon M. Klein, (l'autre étant le résidu de l'Œdipe et de la sévérité du père) par l'incorporation partielle de l'objet agressé. Ce noyau incorporé menace par la suite l'inconscient de l'enfant et c'est de cela que naît l'angoisse d'être détruit, dévoré, etc. L'inconscient (Ça) tente à son tour de se défendre de ses pulsions destructrices en expulsant (par la projection) le Surmoi et ainsi de suite. Il y a là un duel direct et continu entre les deux pulsions (de vie et de mort) qui, tout en étant bien fondé, devient un peu manichéen par sa simplicité.

Ce qui est complètement absent des observations de l'auteur, c'est le rôle parental (et surtout maternel) ; or, plusieurs auteurs, relativement postérieurs à M. Klein, ont insisté sur le rôle capital que jouent les parents et l'environnement dans l'induction chez l'enfant de fantasmes cannibaliques, de destruction, etc. En effet, ceux-ci se réveillent en eux-mêmes avec la naissance de l'enfant. Nous avons étudié ailleurs (Nassikas, 1990) comment l'apprentissage de la maîtrise des fantasmes cannibaliques et pulsions destructrices de l'enfant par sa mère se fait en parallèle avec un auto-réapprentissage de celle-ci : en les maîtrisant en elle-même, tout en les induisant et les déjouant au niveau de l'enfant.

Il faut noter ici, comme nous le notons à propos de la « violence fondamentale », l'importance de l'environnement, parental et autre, qui, par ses fantasmes, fait surgir la pulsion de l'enfant durant l'épigénèse interactionnelle. Ces « moules relationnels » restent au fond de chacun de nous et peuvent se réveiller si un ensemble de conditions extérieures et/ou intérieures se réunissent. Il est sans doute très difficile de discerner si dans la violence orale dirigée contre un objet il s'agit de « violence fondamentale » (en rapport avec la première étape du stade oral où l'objet est détruit et incorporé à des fins propres sans aucune haine ni ambivalence) ou d'agressivité cannibalique de la deuxième partie du stade oral. Dans le cas des G.F., on suppose une présence simultanée de la violence fondamentale et de l'agressivité, et ceci en tenant compte de plusieurs paramètres :

- la menace que représente l'entourage pour l'existence du sujet, soit par la destruction de son Idéal (vécu comme condition vitale par le sujet), soit par d'autres violations mettant en cause sa condition sociale et matérielle, serait à mettre sur le compte de la violence fondamentale.

- les actions dites « terroristes » ou autres agressions pratiquées souvent par les mêmes sujets, qui sont à d'autres occasions grévistes de la faim, les rapprocheraient de l'agressivité.

- le sentiment d'être victime d'une injustice qui conduit les sujets aux G.F. et qui gagne même l'opinion publique, est le résultat de la révolte surmoïque à l'intérieur de chacun. Et, en fonction de ce que nous disions ci-dessus à ce propos, la violence serait à mettre, ici encore, sur le compte de l'agressivité dans les liens de celle-ci avec les fondements du Surmoi et de la pulsion de mort.

Nous limitant ici à l'énumération des nombreuses formes de paramètres de la violence, nous concluons ce chapitre en constatant que le *polemos* (la guerre) d'Héraclite est d'emblée et continuellement présent dans les rapports du sujet avec son environnement. Sa forme première est la violence orale et c'est pour cela qu'elle peut être aussi la dernière ; dernière parce que toutes les autres formes d'échange ont été épuisées, mais dernière aussi parce qu'elle ramène les sujets, en sens inverse, vers les commencements de leur présence au monde et qu'au-delà il n'y aurait que la mort ou... un « autre monde », comme le sous-entend la démarche des G.F. C'est ainsi qu'on peut comprendre celles-ci comme la réaction extrême et ultime de violence, dans laquelle sujet et autre se confondent et se violentent mutuellement à travers la fantasmatique orale.

Dans le chapitre suivant nous étudions les multiples apparitions de cette dernière dans la vie courante, d'aujourd'hui et d'hier, pour montrer à la fois son ampleur et les valeurs et modèles de pensée et de société qu'elle véhicule ; les G.F. n'y occupent qu'une infime partie, simple indice presque, des mouvements souterrains qui les meuvent.

NOTES

(1) La position de la « non-violence » se présentant comme une alternative, tente d'introduire un troisième pôle dans la bipolarité ci-dessus. Le sujet humain, à travers le niveau de plus en plus élevé de sa conscience civile et morale, tenterait par sa volonte de maîtriser ses réactions violentes et, à la fois, de dépasser sa passivité-indifférence (et, en définitive, son consentement tacite) devant les violences subies par ses concitoyens. Il est indéniable qu'ici, la civilisation et l'humanisation de l'être humain sont recherchées à travers l'élévation de sa conscience et de ses principes humains ou moraux, mais nous ne nous pencherons pas sur cet aspect de la question. Nous remarquons simplement, par rapport à notre thème d'étude, que la violence semble être perçue par les militants de ces mouvements seulement dans les conséquences qu'elle peut avoir sur l'aspect physique ; autrement dit, si l'intégrité corporelle est conservée, il n'y a pas de violence. Cette « corporéïsation » de la notion de violence nous semble extrêmement réductrice, elle laisse en dehors de son champ toutes les dimensions psychiques, mentales et langagières de la violence. Celles-ci impliquent et même constituent l'être humain dans sa trajectoire d'e-x-istence (immersion) comme sujet de son histoire et, de ce fait, en opposition differenciatrice par rapport à l'autre en tant que semblable et prédécesseur ; cette délimitation et cette identification de la violence au corps nous laissent supposer une perception négative de celui-ci, une sorte de représentant du Mal à maîtriser et/ou à éliminer pour que l'âme « totalement bonne » et « angélique » retrouve sa « nature » (Rousseau) ou le « Paradis »

(2) Nous voyons encore ici qu'Héraclite préfère la synchronie à la diachronie, ayant erigé la dialectique (opposition des contraires) comme principe et loi du devenir des choses, il nous dit qu'il faut se combattre pour préserver la loi ; c'est-a-dire que les contraires et la dialectique ne sont pas en rapport de causalité et de succession par rapport à l'autre et vice versa, mais *ils sont* par eux-mêmes, dans la simultanéité La dialectique de Hegel semble ne pas respecter cette simultaneité en s'érigeant elle-même comme principe universel qui ne tient pas compte de l'autonomie existentielle (et matérielle) des contraires. Marx en renversant l'idéalisme Hégélien soutient la proposition inverse : il a placé la matérialité des contraires et leurs différences à l'origine de l'opposition.

(3) Le *potlatch* est un mot de langue indienne nootka et il signifie « donner », ce don ayant un sens de rivalité et de provocation, c'est l'institution de distribution entre fratries, clans ou tribus, des positions de prestige et de rang Comme ces positions demandent une réaffirmation constante,le groupe « offre » solennellement à son adversaire potentiel des richesses afin de le défier, de l'humilier et de l'obliger. Le donataire se trouve dans la difficulté de refuser les présents et devant le dilemme : ou bien s'avouer vaincu et perdre définitivement tout rang, tout prestige et son identité en quelque sorte en se montrant incapable de faire ultérieurement le contre-don attendu, ou bien répondre en offrant toujours plus et jamais autant que ce qu'il avait reçu (M. Panoff, M. Perin, 1973).

(4) Il s'agit des blessures plus que symboliques, comme le remarque J. Pouillon (in *Bettelheim*, 1971) « Il s'agit non pas de rendre manifeste une

transformation déjà accomplie, mais de garantir une transformation à venir. Le symbole n'est plus alors seulement significatif, il est aussi efficace ». C'est-à-dire que l'inscription est symbolique mais que la marque sur le corps est réelle.

(5) Nous ne trouvons pas tellement réussie la transposition des concepts psychanalytiques qu'opère P Clastres quand il associe l'instinct de mort au guerrier ou la masculinité à la mort et la féminité à la vie. Au-delà d'une vraisemblance apparente, il nous semble que ces concepts sont beaucoup plus complexes, moins cernables et qu'ils se prêtent mal aux transpositions.

(6) Cf., par exemple, l'usage que font du terme « agressiveness » les psycho-sociologues anglais.

(7) R. Girard fait partie de ceux qui refusent la conception instinctuelle de l'agressivité, comme nous l'avons vu précédemment.

(8) D'une manière moins évidente, Freud en parle dans *Totem et Tabou*, *Moïse et le monothéisme* ou dans le concept de mort.

(9) R. Spitz (1955) appelle « cavité primitive » cette première forme de présence au monde de l'enfant qui associe dans une gestalt la simultanéité de quatre sensations-parties du corps :
- tactile (la main),
- le labyrinthe (position et mouvement de la tête),
- la vision,
- la bouche.

(10) Plusieurs autres auteurs ont commenté cette phrase de la même manière. B. Lewin (1972) étudiant le désir du rêve et l'écran du rêve du bébé constate :

« le rêve du tout petit bébé est le sein ou l'écran du rêve et satisfait pleinement le désir de dormir... L'écran du rêve est le représentant du désir de dormir... Il y a une interchangeabilité entre manger-être mangé... Ainsi, le désir de s'endormir signifie-t-il une prise en charge des qualités de ce qui est mangé, y compris, en accord avec une mentalité animiste, le désir d'être mangé ».

CHAPITRE III

LA BOUCHE COMME UNE SCENE

Cadmos : Quelle est donc la tête que tu portes dans tes bras ? 1277

Agave : La tête d'un lion, à ce que disaient les chasseresses 1278

Cadmos : Regarde-la donc en face il en coûte peu de jeter un coup d'œil

Agavé : Ah ! que vois-je ?.. c'est la tête de Penthée que je tiens dans mes mains, l'infortunée ! 1285
.. Qui l'a tué ?...

Cadmos. C'est toi qui l'a tué avec tes sœurs 1289

...

Agavé : Mais le corps de mon fils bien-aimé, où est-il père ? 1298

EURIPIDE. *Les Bacchantes*

Euripide, le dernier des grands tragiques, a condensé dans *Les Bacchantes*, œuvre écrite à la fin de sa vie, l'essentiel du tragique dans l'homme tel qu'Eschyle l'annonçait déjà dans *Prométhée* : la lutte permanente de l'être humain, tiraillé à l'intérieur de lui-même entre la bête et le Dieu, pour construire sa propre identité et son espace personnel et social. La fantasmatique orale, dans l'une et l'autre tragédies, occupe une place considérable. La bouche est alors un *lieu* ou une *scène* où s'expriment, s'affrontent et s'organisent les rapports de l'homme avec sa matérialité-animalité, avec l'autre-Dieu et avec son environnement-histoire. C'est sur cette scène que le petit d'homme échange, dès son arrivée à la vie, du lait-sein-nourriture et des mots avec l'autre-environnement. C'est d'ailleurs plus qu'un simple échange tout au début : l'enfant encorpore littéralement de l'autre sous ses différentes représentations : lait, nourriture, etc. Avec les mots qui accompagnent cet échange, (qui vont d'ailleurs progressivement en constituer la forme principale), l'enfant reçoit et « métabolise » toutes les références symboliques et culturelles de son environnement, celles justement qui constituent et construisent son identité.

Karl Abraham pensait qu'il était urgent d'analyser les rites alimentaires et la fantasmatique orale car ils offrent le code le plus complet de l'ensemble des relations de l'homme au monde, des éléments de l'identité de celui-là et de la structuration interne (valeurs, interdits, dieux, etc.) de celui-ci. *Les Mythologiques* de Lévi-Strauss ont parié sur ce fil conducteur, en ce qui concerne l'analyse mythologique (mais non psychanalytique, bien entendu). Nous ne prétendons pas réaliser un tel projet et le lieu ne s'y prête pas. Nous ne pouvons cependant pas faire l'économie d'un regard relativement succinct sur cette vaste problématique dont font partie les G.F.

La nourriture, en tant que telle, est composée d'éléments ou produits « naturels », elle s'identifie même au principe de la vie dont elle constitue le « sine qua non ». Ces éléments « naturels » qui la composent sont différents d'une société à l'autre et d'un moment à l'autre à l'intérieur de l'histoire d'une même société ; ils sont loin d'être le simple résultat du hasard comme cela pourrait être supposé dans une première approche ; ceci est aujourd'hui contesté même à propos du monde animal. L'homme retranscrit sa « transcendance existentielle », sa conception de lui-même et du monde dans la composition de ses aliments. On peut même dire que les options alimentaires que prend l'homme tout au long de son histoire jouent un rôle fondamental dans son évolution (C. Fischler, 1979).

La marque culturelle peut être repérée dans la précomposition de la nourriture, c'est-à-dire dans le choix premier des aliments, dans ce qu'il est « bon » ou « mauvais », interdit ou permis de manger. Dès qu'on se penche un peu sur cette question, on constate qu'elle fait partie d'un système religieux plus ou moins structuré, système qui ordonne le monde, la place de l'homme dans celui-ci et ses rapports avec les éléments de ce monde, ses dieux et son semblable. Il va de soi que la marque cosmothéorique est encore plus imprimée dans les manières culinaires et les manières de table, voire même dans la répartition spatiale et sociale des différentes fonctions qui s'y rapportent : production, distribution, préparation et consommation. Dans ces multiples réseaux qui s'entremêlent, l'homme véhicule sa position familiale et sociale, ses désirs, ses fantasmes, ses valeurs et principes relationnels, ses croyances métaphysiques, etc. Bref, nous pouvons dire que *toutes ces manières culinaires se structurent comme un langage* (cf. aussi, Nassikas, 1981). Il n'est donc pas étonnant, comme plusieurs auteurs l'ont remarqué (C. Lévi-Strauss, J. Pouillon, etc.), que ce langage contienne les principales composantes de l'institution sociale et individuelle et, en particulier, les deux interdits majeurs : l'*interdit de l'inceste* et l'*interdit de l'anthropophagie*.

L'articulation entre ces deux interdits semble être l'organisateur principal du champ social et de l'espace psychique des individus : l'interdit de l'inceste organise de l'intérieur les rapports et les échanges des hommes entre eux, entre les générations et entre les sociétés ; C. Lévi-Strauss, (1958) est allé jusqu'à intégrer cet interdit dans une théorie générale de l'échange entre les hommes et entre les sociétés (échange des femmes et des biens). L'interdit de l'anthropophagie délimite de l'extérieur l'espace psychique de l'individu et le champ social ; c'est-à-dire qu'aucun individu, ni aucune société, ne se considère comme cannibale même s'il pratique une forme de cannibalisme : le sauvage, le cannibale, c'est toujours l'autre, ou, à la limite, soi-même mais dans un temps révolu (soit dans la pré-histoire de l'individu, au temps de l'infans, soit dans la pré-histoire de la société d'appartenance). Cette projection de la sauvagerie-cannibalisme sur l'autre a fait supposer à W. Arens (1979) que l'anthropophagie ne serait en définitive qu'un simple mythe, pure création de l'esprit humain ; dans cette optique, les différents témoignages des voyageurs ou ethnologues constitueraient soit une reprise des mythes des tribus visitées, soit de la pure création, voire même du délire, expression des peurs et projections. Entrer dans un tel débat semble stérile (outre le fait que les témoignages dont nous disposons aujourd'hui — P. Clastres, F. Huxley, G. Roheim, etc. — apparaissent irréfutables) ; ce serait focaliser et isoler le problème de son contexte de réseaux symboliques, car il constitue une des dimensions liturgiques dans une façon d'être au monde, avec l'autre et avec la mort, comme nous le verrons un peu plus loin dans cette étude.

Outre ces deux interdits structuraux du champ humain, le langage alimentaire, en mutation perpétuelle et parallèle à l'histoire de l'homme, exprime toute une série des paramètres de la vie quotidienne : le plaisir, la festivité, la tristesse, la colère ou la révolte, l'amour, la haine, une idéologie politique ou religieuse, une transgression, etc. Vouloir être exhaustif dans ce domaine me paraît impossible ; ce serait presque une tentative de « traduire » dans une langue toutes les dimensions et significations de l'existence humaine. Dans ce qui suit, je me limiterai à l'étude de certaines pratiques alimentaires, ainsi qu'à celle de l'utilisation de thèmes semblables par l'imagination créatrice ; ceci dans le souci de rester dans la ligne directrice de ce projet : à l'aide d'un court aperçu de la richesse exprimée par la fantasmatique orale dans la communication humaine, la place occupée dans celle-ci par les G.F. sera mieux éclairée.

L'ANTHROPOPHAGIE COMME INSTITUTION SOCIALE : UN SYSTÈME RELIGIEUX

> « Le cannibalisme chez ces gens est une de leurs institutions : il est tissé dans la texture même de la société : il est pour eux une forme d'activite, et le commun des mortels y voit un raffinement »
>
> Révérend Thomas WILLIAMS, *Fidji et les Fidjiens.*

Comme il a été noté ci-dessus l'interdit de l'anthropophagie délimite la société du dehors ; ceci est sans doute insuffisant pour donner une idée de la grande dimension de ce phénomène. Ce dehors signifie que l'anthropophagie, partout où elle est pratiquée, représente une des institutions de la société, qui a sa place parmi les autres, et non une transgression (comme c'est le cas pour l'inceste) : c'est-à-dire pratique instituée et non interdit institué. D'autre part, ce dehors renvoie à d'autres sociétés, ou au passé lointain de la même société, supposées pratiquer un cannibalisme sauvage en dehors de tout rite culinaire et signification sociale. Il semble que ce « cannibalisme sauvage » soit une production imaginaire de chaque société projetée dans un « ailleurs » qui, de fait, délimite le « ici présent » de cette dernière. En réalité, aucune société ne s'auto-définit comme sauvage et l'anthropophagie pratiquée sous différentes formes dans chacune — y compris la nôtre d'aujourd'hui — se constitue comme une institution participant à l'organisation du système social. L'épithète « sauvage » représente un glissement utilisé par plusieurs penseurs (Freud y compris). Il leur sert, soit à construire une hypothèse dans un temps préhistorique et invérifiable, soit à donner prétexte et à déculpabiliser les « civilisés » par rapport à l'extermination des peuples de civilisations différentes et insubordonnables aux envies de ceux-là. Cela témoigne aussi de la puissance et de la dangerosité de ces fantasmes qui, projetés loin chez les autres, nourrissent l'intimité inconsciente de chaque individu dans toute société. Les exemples de débordements cannibaliques, qui dans nos sociétés contemporaines sont qualifiés de psychopathologiques, cités ci-après, nous aident dans notre tentative de montrer la vérité des énoncés ci-dessus. Notre réaction envers les sujets de ces actes « barbares » ne diffère pas beaucoup : au lieu de les qualifier de « sauvages » nous les appelons « schizophrènes » ou « fous » et nous les mettons *en dehors* de la société dans les différents types d'asiles pour nous en protéger. Il n'y aurait donc pas de « sauvages », tout au moins pas de sociétés qualifiées comme telles. L'homme, à partir du moment où il devient *socius*, est obligé de réprimer une série de pulsions hostiles à l'égard de l'autre. Et, selon l'hypothèse freudienne, ce serait cette répression qui alimenterait le lien social. L'homme a-t-il vécu seul dans un temps lointain, sans aucune forme d'organisation groupale ? A-t-il alors donné, pour sa survie ou pour son plaisir, libre cours à ses envies, les plus sauvages soient-elles ? Comment, dans ces cas-là, la reproduction de l'espèce a-t-elle pu s'assurer ? Ces questions semblent à jamais condamnées à ne pouvoir recevoir que des réponses déductives. A mon avis, l'homme, dès le premier jour de son existence, fût-elle le résultat d'une mutation génétique, naquit d'emblée en tant que *socius*, même si cela fut sous une forme rudimentaire de société, deux ou trois ou quatre personnes ensemble. Le sauvage n'est donc que *dans* l'homme et c'est ce qu'il doit apprendre à réprimer à l'intérieur de lui et, dans les meilleurs cas, à n'exprimer que sous des formes sublimées selon les limites de la tolérance du code de la communication, propre à chaque époque.

L'anthropophagie participe, selon sa forme, à l'organisation du socius de l'homme et simultanément :

- au niveau de la structuration de l'espace psychique et de l'identité individuelle, aussi rudimentaires soient-elles dans une vie groupale. L'individu étant d'emblée un être intersubjectif ;

- elle donne à chaque moment historique un aspect de la forme de cette intersubjectivité de la conception et du rapport que l'individu entretient avec l'autre ; celle-ci peut être soit quelqu'un du sexe opposé, soit d'une génération différente, soit l'ennemi irréductible, soit enfin le mort-absent-Dieu.

Pour mieux comprendre ce phénomène, on l'a distingué en *endocannibalisme* et *exocannibalisme*. Le premier signifie que l'anthropophagie se pratique à l'intérieur d'un groupe social et en général il s'agit de la *nécrophagie*, c'est-à-dire du traitement réservé aux morts comme moyen de s'en séparer et de rendre leurs âmes inoffensives. L'*autophagie* (manger des parties de soi-même) est considérée comme une forme extrême et relativement rare d'endocannibalisme ainsi que la *teknophagie* (la consommation des nouveau-nés, voire même des foetus par avortement provoqué). Il existe aussi des formes mineures d'endocannibalisme (qui ne mettent pas en danger la vie de celui qui est mangé), comme dans certains rites d'initiation où la mère mange le prépuce de son fils circoncis, etc. Le second caractérise les rapports qu'on entretient avec l'Ennemi et participe souvent d'un échange plus global si celui-ci est l'ennemi-voisin traditionnel (cf. *Femmes crues, hommes cuits* de Marshall Sahlins, 1982).

Nous disposons aujourd'hui de plusieurs témoignages qui, bien qu'en grande partie réfutés par W. Arens, se vérifient les uns les autres par l'exactitude de leurs descriptions bien que se référant à des groupes ethniques différents. Une cartographie a même pu être établie localisant les ethnies cannibales telles qu'elles ont été découvertes depuis le 16e siècle. Ce n'est pas le lieu ici de faire la liste exhaustive de ces ethnies ni de citer de nombreux témoignages. Nous nous référerons à quelques descriptions exemplaires d'endo- ou d'exocannibalisme.

Le plus ancien des récits, celui de Hans Staden (1557), évoque l'exocannibalisme des Indiens tupi (connus aujourd'hui dans leurs différents sous-groupes) du Nord-Est du Brésil. Il va de soi qu'à l'époque où il écrivit, cela venait confirmer les peurs et les fantasmes des premiers colons ; ce qui permet à W. Arens (1979) de qualifier ce récit de pur délire. Des récits ethnologiques plus récents (cf. F. Huxley, 1960) sur les mêmes ethnies sont venus confirmer les images apocalyptiques de H. Staden.

La plupart des observateurs constatent que le cannibalisme n'est pas motivé par une recherche d'alimentation riche en protéines (hypothèse soutenue par certains scientifiques pour l'expliquer), même si cela peut arriver dans le cas de grandes catastrophes, (cf. ci-après) ; ils le perçoivent plutôt comme un *rituel guerrier* apparemment incompréhensible. On peut même dire, après la description faite par P. Clastres (1980) du guerrier comme « être-pour-la-mort », que sa fin glorieuse ne serait pas la collection d'un nombre infini de scalps ennemis, mais le fait d'être tué et mangé par ses ennemis ; la dernière épreuve de sa vaillance serait l'affrontement courageux et fier de la préparation culinaire le concernant. L'idée que les morceaux de son corps vont se trouver dans ceux de ses ennemis doit sans doute contribuer à l'acceptation de ce destin comme on le voit ci-après.

Ce qui est à remarquer pour l'instant c'est le traitement que subit le captif de la part de ses nouveaux maîtres qui tiennent à l'amener jusqu'à leur village sans le tuer en route : dès son arrivée, les guerriers dansent autour de lui en mordant dans sa chair afin d'indiquer les morceaux qu'ils se réservent. Les femmes aussi dansent autour de lui en hurlant puis, devant la hutte du chef, on lui coupe les cheveux et on le peint comme les vainqueurs. Après, on le conduit sur la tombe de l'homme dont la mort sera vengée par son exécution et on l'oblige à la « renouveler » (F. Huxley, 1960). Plus tard, il prendra la place du mort dans le village, ses responsabilités, sa femme et ses biens. Quand le mort n'a pas de femme, c'est celui qui a capturé le prisonnier qui lui donne sa sœur ou sa fille. Ce dernier est ainsi *adopté*, il peut faire des enfants et vivre comme tous les autres pendant des années sans jamais songer à retourner parmi les siens où il serait traité comme un lâche. Quand, après des années, le conseil des guerriers décide l'exécution du captif, on fait précéder celle-ci par un rite d'évasion ; la capture qui suit permet de le traiter comme quelqu'un envers qui on n'a plus aucune obligation. Si le captif a fait des enfants durant son adoption, ceux-ci seront également tués et mangés. Après sa nouvelle capture, l'ennemi est torturé d'abord par les femmes, puis par les hommes. Durant la torture le prisonnier se défend, insulte ses bourreaux et confirme :

- qu'il a mangé de leurs parents et amis
- que les siens se vengeront de sa mort en mangeant ses bourreaux.

Puis celui qui est désigné comme bourreau assomme le prisonnier à coups de massue. Tout le monde — y compris les nourrissons — prend part au festin qui suit (et dont j'épargne au lecteur les détails pourtant significatifs), sauf le bourreau-meurtrier. Celui-ci est tenu de vomir juste après l'exécution, et de jeûner pendant un mois ; il porte le deuil de sa victime, change de nom et souvent ses enfants prennent le nom de la victime qui s'incarne en quelque sorte en eux. Ainsi, après le repas, tout le monde va pouvoir disposer des pouvoirs héroïques que le prisonnier semblait détenir, tout en récupérant à travers lui, ceux des héros de la tribu des vainqueurs que le prisonnier était censé avoir mangés. Cette liturgie de vengeance et d'anthropophagie semble être la même, à quelques points près, dans toutes les ethnies qui pratiquent l'exocannibalisme. Il est à noter ici que cela ne concerne que les hommes guerriers et que lorsqu'une ethnie pratique ce type de cannibalisme elle ne mange pas ses morts, mais elle les enterre et vice versa. Autre fait à retenir : l'ennemi et le beau-frère portent le même nom (*hê ruwaiyar*, mon beau-frère ; *hê rawaiyan*, mon ennemi ; ce qui signifie etymologiquement « ceux qui sont face à face ou opposés »), chez les Tupinamba (F. Huxley, 1960). Cette équivalence entre exo-cannibalisme et exogamie se confirme par ce que nous rapporte M. Salhins (1982) à propos des Indiens des îles Fidji :

> « Les pouvoirs du chef (qu'est devenu le héros étranger) sont en fait terribles. Il est, de nature, un féroce cannibale. Mais on l'amènera à satisfaire ses appétits sur le mode métaphorique, en lui offrant des femmes « à consommer » : à posséder sexuellement, si bien qu'il finira par nourrir son peuple au lieu de le manger... l'usurpateur fournit en retour des *victimes* sacrificielles : des hommes cuits en échange de femmes crues (c'est-à-dire des filles vierges) ».

L'utilisation intrinsèque du cannibalisme dans la sexualité-mariage au sein d'une économie générale de l'échange des femmes, des biens, est ici évidente comme plusieurs ethnologues l'ont remarqué et notamment C. Lévi-Strauss. Cependant, et au-delà de cet aspect fonctionnel de l'échange, il est difficile de ne pas relever ici l'aspect liturgique de la vengeance et le rapport de guerre constamment maintenu avec l'autre-semblable-rival ; ceci soulève, me semble-t-il, l'interrogation profonde et métaphysique sur cet autre, donc sur soi-même et sur la mort (cf. Nassikas 1984) ; ce système d'échange se construit comme une théorie explicative, (telle une religion), de la vie, de l'identité et de la mort, comme nous l'expliquons plus loin. La forme de l'endocannibalisme, décrite rapidement ici, nous permet d'approcher plus clairement les questions ci-dessus. C'est en général le traitement réservé aux morts, hommes, femmes et enfants. Quelquefois, c'est le moyen employé pour punir quelqu'un qui a commis l'inceste (endogamie extrême ? Question qu'on rencontrera dans les tragédies grecques). Enfin il s'exerce parfois à l'égard d'un enfant vivant, voire d'un fœtus. Ces dernières formes d'endocannibalisme, tuer et manger des enfants, se rapprochent plus des sacrifices humains et nous les étudions plus loin. Quant à la consommation rituelle des morts, elle s'insère directement dans les systèmes de croyances des ethnies qui la pratiquent. Tous les morts sont mangés, qu'ils soient morts à la guerre ou d'une maladie et tous les membres de l'ethnie en consomment, jusque dans les villages éloignés, sauf les membres de la famille du défunt (l'exocuisine tenterait d'éviter ici l'endogamie? P. Clastres, 1972, 1980). Toutes les parties du corps sont mangées (avec une répartition significative), sauf ce qu'on appelle le *pere* : le sexe de la femme, que l'on enterre. Il ne s'agit pas, dans l'endocannibalisme de fournir un apport protéique à des tribus de chasseurs, fort bien pourvues en nourriture carnée! Un premier abord révèle qu'il s'agit d'un traitement d'amour réservé aux morts : on leur offre dans le ventre des vivants une bien meilleure sépulture que la terre.

Mais ceci n'est apparemment pas si simple et n'est pas seulement une manifestation d'amour. A posteriori il apparaît que c'est aussi, et peut-être surtout, un moyen pour les vivants de se prémunir contre leur propre mort :

> « Le cannibalisme, c'est une technique supplémentaire de lutte contre les âmes des morts. Pour éliminer l'âme il faut manger le corps. Si on ne le consomme pas, *ove* (âme) et *ianve* (corps) restent auprès des vivants, prêts à les agresser, à pénétrer dans leur corps pour y provoquer le *baivwa* (maladie) et les tuer en fin de compte... La mort libère l'âme du corps qui jusque-là la retenait « prisonnière » incapable de nuire... Pour couper court aux entreprises de l'âme, il faut manger le corps qu'elle vient d'abandonner... Cela empêche les âmes de pénétrer en celui des vivants... Si *ove* persistait en son effort pour investir l'espace intérieur du corps vivant, qu'y trouverait-elle ? Son ancienne enveloppe, double matériel-détruit, maintenant morcelée et consommée... avec laquelle elle ne peut plus entretenir de rapport. Le moyen par lequel on devient l'*ove* d'un mort c'est le cannibalisme »

Et P. Clastres (1972) cite l'exemple d'une fille qui se considère l'*ove* d'un ancêtre dont sa mère a mangé le pénis. Par la séparation entre l'*ove* et l'*ianve* du mort, celui-ci peut devenir une *grande-âme* et rester dans le ciel d'où il peut protéger les vivants et peut être convoqué dans certaines cérémonies.

Outre la problématique de la filiation, voire de réincarnation, dont les deux formes du cannibalisme participent, elles viennent en second plan poser la question du rapport de l'individu avec l'autre, ennemi ou semblable, rapport qui tente de répondre, en l'évitant, à la question de la mort. Le mort ou l'ennemi non mangés constituent une menace permanente pour le vivant ; cette menace n'est que la face apparente de celle, emprisonnée et cachée, que constitue tout semblable : l'autre. Le corps s'offre ici comme le *double*, de l'autre et de soi-même, qu'on tente de devenir en le mangeant d'une part, et dont il faut se protéger en le détruisant et en l'envoyant au ciel d'autre part. La pensée psychanalytique a très tôt mis en rapport la notion du double avec celle de *l'Idéal* ainsi que la projection de celui-ci dans les *systèmes religieux*. Ce qui nous intéresse ici de ces rapprochements (qui sont plus amplement développés dans le cinquième chapitre) c'est de voir qu'au fond l'anthropophagie est liturgique, quasi-théophagie permanente, l'autre étant constamment l'Autre ou Dieu ; le fait de maintenir constamment l'autre dans le statut de l'Autre-Dieu en tentant d'y parvenir soi-même par son assimilation, avec toute l'ambivalence, la persécution et la violence que cela comporte, ne peut être que l'évitement de l'angoisse de la coupure (séparation-castration) et de la mort. Est-ce pour cela que les *peres* (le sexe féminin, la césure ou le vide ?) dans l'endocannibalisme, ou même les femmes elles-mêmes dans l'exocannibalisme, ne sont jamais mangés ? Est-ce en rapport avec le fonctionnement social du groupe-grand-Un sans Etat ni vrai chef ? Le lieu est ici peu propice au développement de telles questions. Ce qu'il nous importe de retenir par rapport à l'étude des G.F., c'est que l'anthropophagie, bien qu'elle se situe apparemment dans le registre de l'oralité, implique à la fois l'ambivalence anale et la problématique sexuelle des rapports de l'individu avec son semblable ; elle se structure comme un rituel religieux, évitement de toute coupure et de toute prise en compte du vide et de l'absent dans la pensée et la structuration de l'identité humaine (enterrement du *pere* et du père ensemble ?)

SACRIFICES HUMAINS

La pratique des sacrifices humains est intrinsèquement liée à celle de l'anthropophagie tout en présentant une organisation clairement religieuse. Le sacrifice (d'un homme, d'une bête, d'un produit végétal, d'un fétiche, etc.) est, depuis toujours, jusqu'à nos religions d'aujourd'hui, un rite qui a pour fonction de rappeler périodiquement à l'homme (serait-il suspect de les oublier ?) les règles de sa communication avec Dieu.

Dans la teknophagie des ethnies anthropophages (Tupi, Guayaki, etc.) qui mangent leurs enfants morts, cela peut être compris dans la problématique des rapports des vivants avec les morts ; celle-ci n'est pas moins religieuse, mais elle n'est pas structurée comme un rite religieux. Les cas de teknophagie que nous rapporte G. Roheim (1950) semblent se situer dans la même dialectique : renforcer la vie par et contre la mort ; par exemple, on mange le deuxième enfant pour que les premiers-nés acquièrent une force redoublée (chez les Matuntara, Mularata, Pitjentara, alors que chez les Yumu, les Pindupi, les Ngali, les Nambutji, il existe, apparemment, moins de considérations cérémonielles ; ici, les enfants ou les embryons sont mangés à cause de la famine ; les informations imprécises concernant ces pratiques laissent cependant quelques doutes ; on peut supposer que, comme chez ceux où l'on mange le deuxième enfant, et partout ailleurs où le sacrifice d'enfants se pratique (cf. ci-après), à travers la teknophagie ou l'embryophagie, s'exprime une recherche de force, de renaissance ou d'éternité).

Le sacrifice et la consommation de jeunes filles guayaki pour le rituel de *jepy* (P. Clastres, 1972) se rapproche encore plus du sacrifice religieux ; plus celui-ci approche les formes que nous pratiquons aujourd'hui, plus il y a suppression de la consommation de la victime humaine et plus on procède au remplacement de celle-ci par des animaux ou autres produits et objets. Dans les religions de la Crète ancienne (3e - 2e millénaire), on devait encore pratiquer le sacrifice et la consommation des êtres humains comme des fouilles récentes en témoignent (cf. *Le Monde*, 28.11.82). Le tribut que devaient payer les Athéniens au roi Minos tous les trois ou neuf ans à la suite d'une défaite, semble être en relation directe avec le sacrifice. Les sept garçons et les sept filles que le Minotaure mangeait nous font penser à l'exocannibalisme où les vainqueurs mangent les captifs de la guerre ; ici, ce ne sont pas les vainqueurs qui mangent les victimes, mais le Minotaure, une espèce de dieu-monstre qui doit par ce moyen s'apaiser pour que la guerre de recommence pas. Cette substitution, les vainqueurs sont remplacés par un dieu-monstre dont il faut périodiquement apaiser la faim par des sacrifices humains, nous amène d'abord aux sacrifices massifs d'enfants que les religions de Moloch pratiquaient pour nourrir et apaiser Dieu et puis, ensuite, au sacrifice d'une victime exemplaire des religions plus structurées, comme celle des Aztèques, des Incas, de l'Antiquité grecque, hébraïque, etc. Ce qu'on peut dire ici, en observant ces successions, c'est que plus Dieu se précise en devenant Un et lointain, plus la victime humaine devient une et exemplaire arrivant jusqu'à être le Fils de Dieu, dit aussi le Fils de l'Homme, dans le christianisme. Mircea Eliade (1957) associe le sacrifice d'une victime humaine avec les fondements des religions agraires, tel le *meriah* chez les Khonds en Inde.

> « Le *meriah* était une victime volontaire, achetée par la communauté ; on le laissait en vie durant des années, il pouvait se marier et avoir des enfants. Quelques jours avant le sacrifice, le meriah était consacré, c'est-à-dire identifié à la divinité qu'on allait sacrifier : la foule dansait autour de lui et le vénérait. Ensuite on s'adressait à la Terre : « O Déesse, nous t'offrons ce sacrifice ; donne-nous de bonnes récoltes, de bonnes saisons, et une bonne santé ! »... La cérémonie comportait également une orgie qui durait plusieurs jours. Enfin, le meriah était drogué avec de l'opium et, après l'avoir étranglé, on le coupait en morceaux. Tous les villages recevaient un fragment de son corps qu'on enterrait dans les champs... les morceaux de la victime étaient assimilés à la semence qui féconde la Terre-mère ».

Nous pensons voir ici de nombreuses ressemblances entre le meriah et le traitement réservé au captif, dans la pratique de l'exocannibalisme. La seule différence est qu'au lieu de manger directement la victime on introduit un ventre intermédiaire : celui de la Terre-Mère dont la récolte alimentera les ventres humains. Cette médiation est cependant de taille :

tout en faisant allusion à la fécondation d'une Terre-Mère originaire, elle introduit une coupure, absente dans le cannibalisme ; l'homme, pour s'alimenter, pour vivre, est dépendant de la fécondation de la Terre-Mère originaire ; le sacrifice fait ici directement allusion au fécondateur. Cette coupure et cette mise en scène de la dépendance de la vie de l'homme par rapport à la fécondation d'une Mère originaire sont relativement absentes de l'anthropophagie où l'alimentation se fait dans un passage ininterrompu d'un corps à l'autre, à l'infini. Le sacrifice pratiqué par les Aztèques était pratiquement de la même nature que le *meriah* : la jeune fille, Xilonen, identifiée au jeune maïs, était décapitée ; trois mois plus tard, une autre femme était également décapitée et écorchée. Cette deuxième femme était l'incarnation de la déesse Toci (« Notre Mère ») ; les trois mois représentaient aussi le temps écoulé entre la pousse du maïs et sa récolte qui le rendait prêt à la consommation. Dans d'autres ethnies, comme chez les Pawnees, le corps de la jeune fille était dépecé et les morceaux enterrés dans les champs (M. Eliade, 1957). L'auteur pense que l'écorchage évoque la naissance alors que la mort-enterrement est considérée comme un retour à la Terre-Mère qui serait ainsi ensemencée ; à ceci il associe l'enterrement des morts en position embryonnaire. Le sacrifice d'une divinité (notamment chez les plus anciens cultivateurs de tubercules) constitue le commencement mythique de l'alimentation qui permet la vie humaine ; la commémoration rituelle vise à ne pas permettre l'oubli de cette « vérité » première ; « le vrai péché, c'est l'oubli » nous dit l'auteur ci-dessus. Il reste cependant en deçà, me semble-t-il, de ce que le mythe laisse supposer sans vraiment le dire : l'alimentation-vie qui suit l'assassinat (d'une femme, d'une déesse, ou même du semblable dans le cas de l'anthropophagie) se réfère toujours à la fécondation. Il est difficile ici de ne pas rapprocher cette construction du commencement de la vie de celle de l'Immaculée Conception qui nous est plus proche ; c'est-à-dire que le mythe, voire la construction religieuse, vise à éviter la question et la pensée d'une scène imaginaire où, à côté de la Mère, il y aurait un Père ! La chanson abyssine que l'auteur nous rappelle : « celle qui n'a pas encore engendré, qu'elle engendre ; celui qui n'a pas encore tué, qu'il tue », ainsi que les pratiques de l'anthropophagie placent toujours un homme dans le rôle du meurtrier ; cette question que l'auteur ne soulève pas rejoint celle de l'enterrement, chez les anthropophages du sexe de la femme, seul morceau du corps à n'être jamais mangé.

Ce qu'on peut dire ici, c'est que ces constructions visent à détourner l'horreur de la question des rapports avec le Père originaire imaginé violent et castrateur ; autrement dit, le sacrifice du fils ou d'un substitut, ainsi que G. Rosolato (1987) le démontre excellemment, n'est qu'un évitement permanent et un reversement de la haine à l'égard du père, voire du parricide, résultat des fortes tendances incestueuses à l'égard de la mère. Les sacrifices des Aclla (vierges du Soleil) pratiqués par les Incas au dieu-Soleil, le sacrifice d'Iphigénie et, plus clairement encore, celui d'Isaac et du Christ, Fils de Dieu et de l'Homme, posent encore plus explicitement la question ci-dessus, tout en la renversant, à leur manière, bien entendu. La remémoration rituelle du sacrifice (y compris celle de l'Eucharistie dans nos églises tous les dimanches) vise apparemment à éviter l'*oubli* de ce qui s'est passé in illo tempore où et comme le mythe le situe. En réalité, il s'agirait de l'inverse : le rituel viserait à détourner les fortes tendances amoureuses à l'égard de la mère et hostiles à l'égard du père, toujours « pressantes » et présentes dans l'actuel de l'homme : questions inévitables car elles concernent ses propres origines, son identité sexuelle-différence des sexes, et sa mort.

Les sacrifices humains, tels qu'ils sont décrits dans le Chant XVIII de l'Iliade d'Homère, nous amènent à une question voisine où l'oralité vient jouer un rôle important :

LES REPAS FUNÉRAIRES

Achille organise les grandes funérailles de Patrocle, son grand ami, pour calmer sa douleur et sa colère après la mort de ce dernier (tué, alors qu'il se dissimulait sous la panoplie de son ami, par Hector. Celui-ci sera tué à son tour, car Achille se vengera). Il égorge de sa propre main douze jeunes Troyens qui seront brûlés sur le bûcher avec le corps de Patrocle, des moutons et des bœufs, des jarres d'huile et de miel. A l'inverse des autres sacrifices et repas funéraires, ici les chairs cuites des moutons et des bœufs ne sont pas mangées. Homère ne nous fournit pas plus d'informations pour comprendre ces funérailles. Y a-t-il une allusion aux sacrifices humains et éventuellement à la consommation de chair humaine ? Pourquoi l'huile et le miel sont-ils eux aussi brûlés ?

Cette exception, dont il serait long de discuter les détails ici, nous rappelle le repas qui se fait d'habitude après un sacrifice ou après une mort : si les deux sont mis ensemble ici, c'est pour rappeler que le sacrifice de l'animal semble venir, soit historiquement soit métaphoriquement, (sacrifices religieux d'Isaac, etc.) à la place des sacrifices humains, suivi par la consommation dans certains cas (ou dans un premier temps). Après avoir donc brûlé et donné aux dieux, sous forme de fumée, les parties du sacrifice (animal, être humain) qui ne sont pas mangeables (1) les participants consomment les chairs cuites. Qu'il s'agisse de la nécrophagie dans l'endocannibalisme, du repas après les sacrifices ou du repas funéraire (qui suit l'enterrement de nos morts) on peut voir ici les axes communs d'une même problématique : séparation et deuil par rapport à ceux qu'on a aimés d'une part et, d'autre part, construction d'un système de croyances autour de la mort (absence, coupure) devant la difficulté, voire l'impossibilité de son acceptation. A l'arrière-plan de cette construction se profile la question angoissante, à peine calmée par la satiété du corps, de cet Autre-Dieu qui décide de la mort mais aussi de la vie et des coupures. L'oralité, mise en scène ici, tenterait de surmonter la distance entre vivants et Dieu, de manière à ce que ceux-ci arrivent un jour à Le devenir. C'est pratiquement cette même question que mettent en action

L'OMOPHAGIE ET LE SPARAGMOS DIONYSIAQUES

C'est-à-dire le déchiquètement (sparagmos) et le fait de manger crue la victime sacrificielle (omophagie). Le plus beau récit de ces fêtes du début du printemps nous est donné par Euripide, dans les *Bacchantes*, tragédie qui se déroule au Cithéron près de Thèbes ; dans celle-ci Penthée est déchiqueté (et mangé ?) par les Ménades délirantes sous l'emprise de Dionysos. La première d'entre elles est la propre mère de Penthée. Dionysos se venge ainsi de Penthée qui a osé contester sa divinité. Ces fêtes dionysiaques avaient lieu, en plusieurs endroits, dans la Grèce antique, appelées différemment ici et là. L'anthropophagie suggérée par les différentes appellations du dieu n'était en fait que l'extrême limite à ne pas franchir ; si c'était le cas, comme chez les Bassares, fidèles de Dionysos en Thrace, ceux-ci finissaient effectivement par s'entre-dévorer ; le dépassement de la limite retombait sur eux, comme si Dionysos les punissait par le même moyen. Le sparagmos et l'omophagie du taureau ou d'autres bêtes sauvages, voire même du lion, était l'acte des Ménades, femmes en furie, quasiment délirantes, qui suivaient leur dieu dans la montagne par une sorte de retour à l'état sauvage ; c'était à travers ce retour et dans le dépassement de la condition humaine qu'il constituait, qu'il était possible humainement de rejoindre le dieu Dionysos, dans un état d'orgie et d'extase. Les avis des nombreux auteurs qui ont analysé ce rite (E.R. Dodds, J. Cott, R. Girard, M. Détienne, M. Daraki, etc.) divergent plus ou moins. Ce n'est pas le lieu ici d'entrer dans une telle discussion. Ce qui est à retenir c'est l'ambiguïté du statut de Dionysos. Protecteur de la vigne, il est représenté tantôt par le lierre, tantôt par le taureau, le lion, le bouc, etc. La victime émissaire serait en fait le dieu lui-même ; sa consommation, par le retour à la sauvagerie (le chasser (2), le déchiqueter et le manger cru), serait le moyen pour ses fidèles de s'approprier ses forces vitales, véritable theophagie directe qui se passe du sacrifice (prométhéen, celui-ci). M. Daraki (1985) qualifie cette consommation divine directe de « rite de passage », Dionysos-enfant étant mangé, le Dionysos adulte peut renaître et exister.

> « Ce type de sacrifice ne relève pas du « manger », et Dionysos n'est certainement pas « le bouilli-rôti » Le vrai manger dionysiaque est vegetarien » (M Daraki, 1985).

Comme le souligne bien ce même auteur le sacrifice dionysiaque est en contraste avec celui de Prométhée Ici, les trois unités : Dieu, homme, animal sont maintenues et le sacrifice qui fait appel au feu et à la dimension culinaire mediatise leur communication, tout en marquant la distance, délimitant ainsi l'espace de l'humain. A l'inverse, le sacrifice dionysiaque ne fait pas de place à l'homme ; ici, il n'y a que la condition animale et la condition divine ; en passant par la première, l'homme peut devenir Dieu. La communication directe de l'homme avec Dieu est rapprochée par l'auteur du repas végétarien, thème et problématique qui nous intéressent plus particulièrement par rapport à l'oralité et aux G.F.

LE VÉGÉTARISME

> *Bonne conscience*
>
> Il y a très longtemps existait au milieu de la jungle une extravagante famille de plantes carnivores qui, au fil du temps, prirent peu à peu conscience de l'étrangeté de leurs habitudes grâce aux incessantes allusions que ce brave zéphyr leur rapportait de tous les coins de la ville.
>
> Sensibles à la critique les plantes se dégoûtèrent peu à peu de la chair. Il arriva un moment où elles y renoncèrent non seulement au sens figuré, c'est-à-dire sexuel, mais aussi où elles cessèrent d'en manger, leur écœurement ayant atteint un degré tel que la seule vue de cet aliment leur donnait la nausée.
>
> Elles décidèrent alors de devenir végétariennes.
>
> Depuis ce jour elles se contentent de s'entre-dévorer et coulent ainsi des jours heureux, débarrassées de leur infâme passé.
>
> Augusto Monterroso, *La brebis noire*

Le conte ci-dessus est un jeu d'esprit avec les paradoxes : si on ne peut manger de l'autre on mange du même ! Sous son apparence ludique, il nous parle cependant de vérités profondes.

Si le végétarisme se défend par différents arguments, il en est un qui semble préponderant : celui de l'évitement de la violence exercée sur les animaux qu'il faut tuer pour les consommer. Après ce que nous avons vu ci-dessus sur le rôle médiateur et substitutif de l'animal, ainsi que les remarques faites sur les variations et parfois les explications du végétarisme de Gandhi, il me semble possible d'avancer que cette pratique tente d'exclure la référence au tiers comme structurant de la pensée et de l'identité humaines.

Les Orphiques, végétariens, veulent éviter toute institution qui supporte ou intègre le meurtre : ils se placent ainsi en marge de la cité, et par leur pratique alimentaire, veulent se rapprocher des dieux. Rien de corruptible ne doit entrer dans leur nourriture. Rien dans leurs sacrifices ne maintient l'écart entre l'homme et les dieux. Ils pensent que le sacrifice avec abattage, partage et cuisson d'une victime est toujours celui d'un dieu.

Des végétariens jusqu'aux ascètes et des ascètes jusqu'aux grévistes de la faim, il n'y a qu'un petit pas à franchir chaque fois. La pensée végétariste nous intéresse donc particulièrement puisqu'elle nous donne explicitement des éléments importants pour comprendre la G.F. Comme il est noté ci-dessus plusieurs ethnies agraires situent leurs origines ainsi que celles de leurs cultures dans le meurtre d'une femme-déesse dont les morceaux enterrés ont ensemencé la terre. L'origine des végétaux se trouverait donc dans le corps d'une femme-mère. D'ailleurs, le nom de la déesse des céréales dans la mythologie grecque est Déméter qui doit tirer son origine de « Ge-meter » dont « Ge » vient de « Gea », terre, et dont « meter » signifie mère ; le rapt de Proserpine par le dieu du monde d'en-bas provoque l'apparition d'une fleur sur les lieux de sa disparition ; ceci peut bien être une allusion directe de l'ensemencement originaire. Ce passage direct d'une forme de vie à une autre (du corps aux végétaux) sans médiation, laisse supposer qu'il peut également être franchi par le végétarien en sens inverse : de la nourriture au dieu (ou plutôt la déesse) ; cela sous-tend le mode de pensée végétariste comme les Orphiques le notaient ou comme on a pu le constater dans l'omophagie dionysiaque et l'anthropophagie : on mange constamment du même ; il n'y a pas de différence entre mortel et immortel, entre homme et dieu ; ce même représente apparemment le double de l'homme, autrement dit son Idéal, comme nous l'avons dit ci-dessus. Cette notion du direct, de l'entre-deux sans médiation, se retrouve dans les procédés biochimiques du végétal, à la grande différence du monde animal, où se fait toujours sentir le besoin d'une médiation : J. Ruffié (1982) souligne la brutalité du primaire qui caractérise le monde végétal lequel prend son énergie *directement* au soleil (par la photosynthèse),

> « Ce faisant, les végétaux se condamnaient à la fixation. Se vouant à une immobilité définitive, ils perdirent les facultés sensori-motrices .. Et les végétaux n'eurent plus aucune fonction de relation ».

Contrairement au végétal, l'évolution animale se traduit avant tout par le développement d'une mobilité, d'une élaboration et des fonctions mentales. L'animal étant hétérotrophe, il est constamment dépendant du végétal autotrophe qui ne dépend que du soleil. Peut-on supposer que l'autotrophie végétale, en relation directe et unique avec le soleil, constitue, en tant que fiction, un modèle de pensée pour le végétarien ? Ceci n'est qu'une hypothèse ; ce qui est plus certain, c'est la tentative d'être l'Idéal (Dieu) sous-tendue par la démarche végétariste et clairement affirmée par l'ascète et le gréviste de la faim ; la distance, la différence, la coupure par rapport à l'autre est ainsi supprimée ou plutôt niée ; dans ce monde idéal, nous serions tous les mêmes, nous reproduirions du même (par parthénogenèse), il n'y aurait plus de différence de sexe ni de génération, plus de violence et de meurtre. Il s'agit ici d'une relation binaire qui reproduit du même à l'infini excluant, ou visant à exclure, le tiers qui introduit la coupure, la différence, la violence et le meurtre. Ce tiers, dont l'exclusion est si obstinément visée, c'est la fonction paternelle et la perception violente de la différence des sexes. L'Idéal de la société végétarienne ne serait qu'un Idéal maternel, d'une société où tous sont des Mères-Dieux, se reproduisant à l'infini sans coupure, sans manque, sans mort !

L'ANOREXIE MENTALE ET LA BOULIMIE

s'inscrivent dans la dialectique ci-dessus.

Anorexie signifie au sens propre « manque d'appétit ». On pourrait même croire au premier abord que l'appétit qui manque concerne la nourriture. Or, il n'en est rien et il n'y a même pas manque d'appétit. L'anorexique mange, il a même un grand appétit ! Si, par la nourriture, nous mangeons tous de l'autre d'une manière métaphorique, l'anorexique saute en quelque sorte ces étapes et, affamé mange de l'autre sous sa forme la plus pure : l'autre-Idéal (cf. Nassikas, 1990). C'est dans cet empressement à manger directement de l'autre, qu'anorexique et boulimique se ressemblent, à une seule différence près : dans la boulimie se trouve une dimension d'*orgie* qui contraste avec l'ascétisme de l'anorexie. Ceci n'est pas sans nous rappeler l'orgie des Ménades pratiquant la théophagie dionysiaque. Cette extase orgiaque du boulimique, la consommation directe de l'autre-Idéal-Dieu qu'elle suppose, viennent, par la négation, rejoindre l'interrogation profonde de l'ambivalence mélancolique de l'anorexique : devenir l'autre, en le mangeant, ce n'est plus être soi-même ; par ailleurs, il est impossible de vivre la séparation, la violence et le deuil de cet autre ; s'il existe une solution dans cette impasse c'est d'être tous les mêmes sous forme déique et idéalisée ; ainsi, il n'y a plus de séparation et plus de mort et, à la fois, plus de condition humaine.

Je ne reviendrai pas ici sur le caractère subversif du comportement anorexique (et boulimique) à l'égard du système et des valeurs sociales (cf. Nassikas, 1990). Les ressemblances à ce niveau avec les G.F. ne seront pas répétées dans cette étude (3) si ce n'est par leur dénominateur commun : à travers leur message subversif, plus ou moins explicite et plus ou moins construit sur un mode religieux, ce qui est visé c'est une société où tous sont les mêmes, tous sont des Dieux-Mères.

Ce qui nous retiendra davantage ici, par rapport à l'actualité, c'est l'étude directe de la violence cannibale à travers certains exemples de :

CANNIBALES CONTEMPORAINS

Comme nous le disions précédemment le cannibalisme sous toutes ses formes (endo- ou exo- cannibalisme, sacrifices humains, etc.) a toujours existé comme pratique instituée (à l'inverse de l'inceste qui a toujours existé comme transgression : l'institution qui le concerne étant son interdiction). S'il existe encore des « sauvages » qui pratiquent le cannibalisme, ils le font toujours dans le cadre de sociétés qui le maintiennent comme institution. Il va de soi, donc, que là où l'institution de l'anthropophagie n'existe pas, disparue dans les profondeurs du temps, il n'y a aucun besoin de légiférer à son propos ; le tabou et l'aversion à son égard sont présents dans chaque personne « normale » ; ils sont donc suffisants pour empêcher sa résurgence dans notre réalité ; nous le tolérons seulement sous la forme de créations imaginaires, ceci étant notre manière « civilisée » de maintenir son existence. Si une personne pratique le cannibalisme dans notre contexte social, elle est immédiatement qualifiée d'« anormale ».

La presse et la chronique médicale nous rapportent de nombreux exemples dans lesquels cette anormalité est effectivement agie par certains de nos semblables. Tel est le cas du jeune New Yorkais, des années 60, qui, après avoir tué son père l'avait dépecé et mis dans son congélateur pour le consommer lentement. Il fut interné dans un hôpital psychiatrique pour schizophrénie. L'homme de l'ethnie goilala (Nouvelle-Guinée, B.G. Burton-Bradley, 1976) a littéralement pratiqué le sacrifice d'Abraham en tuant et mangeant son fils. C'était sa manière de comprendre l'enseignement des missionnaires et de devenir le sauveur-prophète de son peuple en lui annonçant le paradis de la nouvelle identité recherchée : « The white man's way of life ». Clément B., agriculteur de Mayenne (G. Fellon et Coll. 1980) vit en réalité et sur lui-même la scène de l'eucharistie ;

> « Si je suis Jésus et qu'on me mange, je finirai par disparaître : alors pour reconstituer mon corps, pour exister à nouveau, il faut que je mange quelqu'un et que je boive son sang. »

Il est arrêté et interné après avoir tué et mangé des morceaux de plusieurs personnes.

L'affaire de Sélestat, en 1987, est relativement connue : une femme « pauvre » profite de l'absence de son mari pour tuer son enfant de quinze mois. Elle en fait cuire une partie avec des choux blancs, la mange et garde le reste pour son mari.

Le « vampire de Londres », John Haig, est arrêté après neuf assassinats en 1949. Il affirme agir sur ordre de Dieu pour boire le sang de ses victimes. L'anthropophagie d'Issei Sagawa (juin 1981) qui a défrayé la chronique, est motivée par l'amour et le besoin de fusion avec Renée Hartewelt. On compte de nombreux autres cas d'anthropophagie érotique effective que nous ne racontons pas ici.

Partant de la folie de ces individus, on arrive à qualifier des situations comme folles quand il y a anthropophagie collective. Tel est le cas du *Radeau de la Méduse*, raconté par le Dr Savigny (1818), de l'anthropophagie agressive de l'armée au Guatemala (*Le Monde*, 4 février 1983) et des *Survivants* (P.P. Read, 1974) de l'accident d'avion sur la Cordillère des Andes, survenu le 13 octobre 1972, pour nous limiter à ces exemples-là. On trouve les signes de l'anorexie mentale et de déification chez ceux qui ont survécu à ces expériences ; le fait de franchir le seuil du tabou détruit effectivement les barrières du monde psychique ; devenir prophète ou Dieu comme se vivaient les « survivants » est le seul moyen pour contrer la bête intérieure.

Ceci veut dire que nous avons toujours à l'intérieur de nous, à un niveau imperceptible par la conscience, de telles tendances et fantasmes. Notre monde psychique est donc soumis à un travail permanent de vivre et de laisser des voies d'expression à ces tendances par les détours des jeux imaginaires et symboliques ; c'est ce qu'on pourrait appeler :

L'ALIMENGINATION

> Le sucre est un temps, une categorie du monde. La nourriture est en même temps un système de communication, un corps d'images, un protocole d'usages, de situations et de conduites.
>
> Roland BARTHES, *Pour une psychosociologie de l'alimentation contemporaine*

Les mythologies de tous les peuples et depuis tous les temps jusqu'à nos jours abondent en histoires qui mettent en scène la fantasmatique orale. L'imagination créatrice de l'homme a inventé cette scène où il fait jouer ses peurs, ses angoisses, ses envies et ses fantasmes sous différents déguisements ; il évite ainsi de les vivre dans leur réalité concrète. D'autre part, il construit par là un monde cohérent dans lequel il peut lui-même trouver sa place.

En ce qui concerne la fantasmatique orale, souvent intriquée surtout avec la fantasmatique sexuelle, il existe une abondance de mythes dont quelques-uns sont ici présentés à titre d'exemples. Dans les œuvres de C. Lévi-Strauss et spécialement les *Mythologiques*, il y a pléthore de tels mythes. En voici un en version wintu :

> « Une fille se coupe accidentellement, lèche son sang dont la saveur lui inspire une telle fringale qu'elle se dévore elle-même et devient une tête roulante qui s'attaque pour manger à toute la population. Sa famille épouvantée grimpe jusqu'au ciel. Un vieux tas d'excréments humains renseigne la tête ; elle s'accroche aux fuyards et, brûlante de

désir, réussit à leur arracher son frère qu'elle étreint entre ses cuisses. Comme il refuse de la satisfaire, elle le dévore, n'épargnant que le cœur qu'elle enfile sur son collier. »

On trouve ici ce mélange de fantasmatique orale et sexuelle, l'une tenant la place de l'autre et vice versa, mais aussi une dimension d'analité qui semble être toujours présente, en position de bouche inversée en quelque sorte.

D. Paulme (1976) a consacré tout un essai aux contes africains concernant la dévoration ; de nombreux autres ethnologues, dont quelques-uns ont déjà été cités dans cette étude, rapportent des mythes et des croyances où la fantasmatique orale occupe une place considérable.

La mythologie grecque nous fournit de nombreux exemples où l'anthropophagie renvoie soit à un mets exquis, soit à une punition par rapport à l'inceste.

Kronos, Dieu-père à l'origine du temps, dévore dès la naissance les enfants que sa femme Gaia met au monde ; il assure ainsi sa pérennité ; quand Zeus vient au monde, Gaia triche et lui sauve la vie ; celui-ci arrive avec la complicité de sa mère à émasculer et à détrôner Kronos en lui faisant vomir tous ses frères et sœurs qu'il avait mangés. Les organes sexuels de Kronos tombent dans la mer ; de l'écume qu'ils engendrent naît Aphrodite (Vénus) la déesse de l'éros. On peut voir ici la dévoration comme une mesure préventive contre la castration dans l'affrontement entre père et fils.

Itys est tué par sa mère Procnée et donné à manger à son père Terée, roi de Thrace, pour punir ce dernier qui a couché avec la sœur de Procnée, Philomèle.

Les mythes des Cyclopes, du Sphinx, de Prométhée, de Titios, de Penthée (cité ci-dessus), mettent en scène à leur manière des fantasmes d'anthropophagie. Le mythe de Tantale qui, pour avoir tué et offert à manger aux dieux son propre fils Pelops, est puni d'une sorte de G.F. à perpétuité, a été longuement analysé dans un travail à paraître (cf. Nassikas, 1990) ; Thyeste, fils de Pelops, mange à son insu ses enfants qu'Atrée, son frère, lui offre en repas se vengeant ainsi de l'endogamie du premier.

Les mythes et contes populaires d'aujourd'hui abondent en thèmes de cannibalisme pratiqué par des ogres, des ogresses, ou des lamia anthropomorphes. On peut remarquer ici que ces mythes marquent notre enfance mais aussi toute enfance ; ils contribuent sans doute à l'« éducation » du petit sauvage de l'être humain à ne vivre ses pulsions profondes que dans l'imagination, déguisées souvent, dans la sexualité ou la tendresse : « quelle poulette appétissante », « quel bel enfant à croquer », etc. Les mystères religieux (l'Eucharistie du christianisme symbolise la consommation du corps du Christ) participent à leur manière de cette « éducation » des contes. La *littérature*, voire la *philosophie*, font très fréquemment usage de cette fantasmatique, depuis l'Antiquité jusqu'à aujourd'hui. Les récits d'Homère et spécialement l'Odyssée nous font vivre souvent des angoisses « dévorantes ». C'est le cas du passage d'Ulysse avec ses camarades au pays des Cyclopes. La rencontre des Lestrygones ou des Sirènes se situe également dans le même registre. Enfin, quand, par sa descente aux enfers, il nourrit les âmes des morts avec du sang, nous nous rappelons que le vampirisme n'existe pas seulement dans les Carpathes...

Les tragiques se servent également à plusieurs reprises de cette problématique, comme nous l'avons vu dans *les Bacchantes* d'Euripide, cité ci-dessus.

L'omophagie et la nécrophagie constituent, au-delà des cultes dionysiaques, l'axe central de la philosophie, voire de la vie concrète des cyniques et, d'une manière plus abstraite, des stoïciens (cf. M. Daraki, 1978). Par leur vie de chien et parce qu'ils prônent la nécrophagie et l'inceste, les cyniques mettent en cause l'identité humaine de la Cité ; ce retour à la sauvagerie n'est qu'un moyen pour le dépassement de la condition humaine et l'accès à la divinité. On retrouve ici, à travers la provocation et la révolte cyniques, cette recherche de la ressemblance de l'homme avec Dieu. L'*Exercice de Mort* (Meleté Thanatou) développé par les stoïciens, héritiers des cyniques, mais aussi par d'autres philosophes (Platon *Phedon*, Socrate, Pythagore, Empédocle, etc.) est une élaboration sur le même thème : le dépassement de l'homme par lui-même dans la recherche d'une identité supérieure.

Le *cru* et le *cuit* sont manifestement ici des catégories de pensée ; le *cuit* est la référence à la condition humaine ; le *cru*, par un retour à l'état naturel de l'homme, sous-entend que celui-ci est, dans cet état, de la même consistance que le Divin.

Ce retour au cru et à la sauvagerie, comme moyen de contester l'homme civilisé et de prôner la naissance d'une nouvelle identité culturelle, a constitué le thème central d'un mouvement littéraire et politique au Brésil, pendant les années trente. Son principal inspirateur Oswald De Andrade a publié le *Manifeste Anthropophage* dans lequel il a condensé les principaux arguments de ce mouvement. Autour de lui de nombreux autres écrivains ont participé à cette émulation, prenant d'eux-mêmes le nom « Anthropophage ». Nous connaissons mieux, peut-être, Mario De Andrade (simple homonyme de l'autre) dont l'œuvre *Macounaïma* est devenue une pièce de théâtre-opéra jouée récemment à Paris (*Libération*, 28-29 août 1982). Ici anthropophagie (auto- ou hétéro-cannibalisme) et inceste s'entremêlent librement. Leur slogan, « Tupi or not Tupi, that is the question », en parodiant l'interrogation shakespearienne, pose la question de l'identité du Brésil ; est-ce celle des envahisseurs européens ou celle des autochtones dont les Tupi anthropophages sont les plus célèbres représentants ? Dans cet antagonisme d'identités (qui mangera l'autre ?), les membres de ce mouvement prennent parti pour les Tupi en donnant à l'anthropophagie un statut idéologique. Cette idéologie se définit comme une philosophie matérialiste où le corps remplace l'âme, où l'instinct renvoie à la santé, et la raison à la maladie. La transformation du tabou en totem par la dévoration est la principale règle de l'« Anthropophagie ». En fait, le tabou fait allusion à la morale chrétienne ; sa dévoration commencerait par celle des Pères de l'Eglise et arriverait jusqu'à celle des *peres* ; la société devrait devenir ainsi une société matriarcale et gaie, sans interdits ni souffrances ! Oswald de Andrade songeait à une « somme anthropophage », une sorte de proposition de gouvernement capable de résoudre tous les problèmes du Brésil. Les femmes ont eu une grande importance dans sa vie et son mouvement ; Patricia Salvao (sous le pseudonyme de « Paran ») est peut-être la plus célèbre parmi celles-ci, en tant que militante féministe et marxiste. Nous retrouvons ici la douloureuse question de l'identité de l'être humain qui voudrait réduire ses échanges avec l'autre au seul registre du plaisir infini, plaisirs anthropophages et incestueux mélangés ; excluant tout tiers de cet échange à deux, le plaisir risque de se transformer en duel de survie ou en consommation mélancolique du même !

Les passages du *Manifeste Anthropophage* qui suivent sont cités pour leur audace et à titre d'exemple :

> « Ne m'intéresse que ce qui n'est pas moi : loi de l'homme, loi de l'anthropophage. »
>
> « Nous avions la justice · codifier la vengeance. La science : codifier la magie. L'anthropophagie . transformation permanente du Tabou en totem. »
>
> « Mais ceux qui sont venus n'étaient pas des Croisés. C'étaient des fugitifs d'une civilisation que nous sommes en train de manger, parce que nous sommes forts et vindicatifs comme le Jabouti. »
>
> « Cette peste des peuples dits cultivés et christianisés, c'est contre elle que nous agissons. En anthropophages. »
>
> « Quant à Marx. nous le considérons comme un des meilleurs romantiques de l'Anthropophagie. Nous sommes sûrs qu'il s'est trompé quand il a placé le problème économique dans le moule des « moyens de production ». A nos yeux, ce qui est intéressant, c'est la « consommation » — le but de la production.. D'ici notre théorie.. de la possession contre la propriété. Le contact contre le titre mort. »
>
> « L'anthropophagie identifie le conflit existant entre le véritable Brésil, le Brésil caraïba, et l'autre Brésil qui n'est qu'un nom. . il faut distinguer l'élite-européenne, du peuple-brésilien. »
>
> « Bouffer du chrétien c'est la devise anthropophagique... La propre communion, en dernière analyse. n'est rien de plus qu'un acte d'anthropophagie réduite lâchement à un symbole »

Plusieurs autres auteurs ont utilisé le thème du cannibalisme, soit dans des écrits purement littéraires, soit dans des études plus anthropologiques. Le problème de fond, contre lequel presque tous butent, est celui de l'identité, culturelle s'il en est : manger, ou être mangé par l'autre ; inévitablement, dirais-je, puisque cette fantasmatique oblige la pensée à s'enfermer dans le modèle d'un duel du même contre le même. Tels sont à peu près les problèmes du héros d'O. Todd (1982) qui vacille constamment entre deux femmes, deux ambitions, deux langues, deux vies ou entre le cannibalisme et le végétarisme qui ne sont, en fait, toujours, que les deux faces du même. Le héros de C. Ozick (1983) oscille plutôt entre une identité culturelle du présent et une autre du passé.

Les études de C. Turnbull (1972) et de J. Attali (1979) relèvent de l'anthropophagie ; elles reviennent cependant sur la question posée ci-dessus : comment rester soi-même quand on consomme de l'autre, même si cela se passe sous forme de prothèse et de greffe de transplantation ? Les duels ci-dessus contre le même de l'autre sont plus directement exposés par Khemir (1977) et nommés comme duels de matricide par J.P. Maidani-Gérard (1985) et R. Mac Nally (1985). Ce dernier arrive à opérer une reconstruction historique du mythe de Dracula ; selon ses recherches, c'était une femme qui a vraiment existé et ce n'est que l'imagination populaire qui a changé son sexe en mélangeant dans une même histoire plusieurs versions ; dans la forme commune, le récit est peut-être plus supportable ! Selon sa reconstitution « la » Dracula était la Comtesse Elisabeth Baffori qui a vécu autour du 16e siècle en Roumanie. Le pouvoir dont elle disposait lui a permis de donner libre cours à son sadisme et à ses superstitions : en buvant du sang de jeunes filles vierges elle croyait pouvoir rester éternellement jeune. Elle a dû ainsi sacrifier au moins six cent cinquante jeunes filles avant que la terreur populaire ne devienne révolte et la fasse passer en jugement. L'imagination du juge (ou l'imagination populaire ?) a trouvé qu'elle méritait comme châtiment, par rapport à l'énormité de ses crimes, d'être enterrée vivante, debout, seule sa tête restant au-dehors (d'être en fait en position continuelle de dévoration par la terre-mère !). La Comtesse a dû vivre ainsi encore trois ans mais son fantôme est devenu, en changeant de sexe, le fameux Dracula qui hante nos cauchemars et nos films d'horreur. Il est à noter ici qu'en Transylvanie le vampirisme se mélange beaucoup aujourd'hui avec la pratique du christianisme (cf. chapitre suivant).

J.-P. Maidani-Gérard analyse le végétarisme de Léonard De Vinci en le situant dans le contexte du contentieux oral de Léonard et dans la problématique du matricide imaginaire. Les *Pâtisseries Cannibales* qu'un pâtissier de Paris a eu l'idée de fabriquer (*Le Monde*, 10.5.1981) empruntent à la même thématique imaginaire : bien que mangeant une pâtisserie, on augmente le plaisir oral de cette dégustation en voyant que ce qu'on incorpore, c'est une figure humaine. Le *Bikini Mangeable* d'un couturier de Zurich (*To Vima*, 27.5.1984) joue sur la proximité et l'interchangeabilité des désirs cannibales et sexuels. En fabriquant le bikini avec une substance mangeable il invite le mâle qui « attaque » la femelle à satisfaire ses désirs oraux, sur ce qui couvre le corps sans toucher ce dernier ; une fois ses désirs oraux divertis, en mangeant les formes et pas vraiment le corps, l'attaquant trouvera ce dernier découvert et disponible pour ses désirs sexuels.

Ces exemples montrent ce qui est dit précédemment : le *comment on mange l'autre*, concrètement ou analogiquement, met en scène le *comment on pense l'autre*. Cette scène orale peut nous servir de lieu de mise à jour des dimensions plus profondes de l'identité humaine à différents moments de notre histoire. En ce qui concerne la contemporanéité dans nos sociétés d'abondance, plusieurs observateurs remarquent une régression dans les comportements alimentaires : du *commensalisme* (repas très espacés, réguliers et pris en groupe) et du triomphe de la gastronomie caractérisant surtout le 19e siècle (R. Aron, 1973) on passe de plus en plus au « vagabond feeding » ; c'est le terme employé pour qualifier le mode alimentaire de l'animal ou de l'homme primitif supposé errer en solitaire dans la nature et se nourrir par petites quantités à intervalles irréguliers. Cette forme de comportement alimentaire serait favorisée par l'industrialisation de la nourriture, le « fast food » en constituant un exemple. Cependant, cette industrialisation amène à une confusion de l'identité des aliments (il y aurait historiquement des aliments « virils », des aliments « féminins » et des aliments « infantiles ») qui reflète ou induit la même confusion chez le consommateur. Le grand circuit industriel que suit parfois l'aliment pour parvenir du producteur-nature jusqu'au consommateur peut induire chez ce dernier, la méfiance à l'égard du produit ; cette méfiance devient par moments de la véritable persécution quand les médias annoncent que des fous dangereux s'amusent à introduire du poison dans des produits alimentaires au cours de l'une des étapes de leur circuit industriel.

Peut-on généraliser et dire que cette composante de persécution par la nourriture, par l'autre, serait un phénomène important à notre époque ? Il est difficile d'arriver si facilement à de telles déductions-généralisations. Ce qui semble apparemment plus généralisable, c'est le caractère régressif du « vagabond feeding », qui ne serait pas loin du mode alimentaire fœtal ou de celui du nourrisson allaité au sein, qui mange à sa guise d'une manière quasi continue. Cet évitement d'une longue interruption de la satisfaction orale est certainement régressif vu sous cet angle ; il peut aussi nous faire réfléchir à une recherche de plaisir ininterrompu, une sorte d'hédonisme pseudo-épicurien, l'idéologie philosophique, comme réponse et fuite devant la frustration, étant prise ici dans sa forme orale. Eviter l'interruption du plaisir oral, ou du plaisir tout court, c'est éviter toute coupure (castration, mort), nier la fonction du tiers (cf. ante). L'illusion de pouvoir vivre dans le plaisir sans contrainte et sans interruption renvoie à cette relation étroite et binaire par rapport à l'objet de satisfaction.

Il n'est donc pas surprenant que cet objet puisse parfois prendre des formes de puissance maléfique et persécutrice pour son consommateur : du support de plaisir qu'elle peut être parfois, la nourriture devient alors et surtout, facteur de maladie et de mort (obésité, diabète, hypertension artérielle, cancer, etc.).

La société d'abondance et de consommation favorise sans doute l'amplification des fantasmatiques régressives de l'oralité-dévoration en rapport étroit avec celles de l'analité-possession (cf. M. Douglas, 1978). On est de ce fait, en droit de penser, qu'il y a une augmentation de la fréquence, soit des formes psychopathologiques qui s'y rattachent (anorexie ou boulimie-obésité), soit des formes de comportement social qui s'y rapportent (G.F., cures d'amaigrissement, etc.) ; c'est-à-dire une prépondérance des expressions humaines à caractère oral, proportionnelle à celle du modèle social.

Ce retour du pseudo-épicurisme, que nous constatons par rapport à l'oralité, peut également s'observer à travers le comportement de notre siècle face à la *mort*, dimension que la G.F. met en scène et dont elle joue (et jouit ?) de différentes manières.

NOTES

(1) On voit ici comment la ruse de Prométhée instaure le sacrifice dans la mythologie grecque.

(2) J.-P. Vernant et P. Vidal-Naquet (1972) ont démontré l'équivalence et la réversibilité entre *chasse* et *sacrifice* dans la tragédie grecque

(3) Leurs differences, à un niveau manifeste au moins, seraient celles entre le conscient pour les G.F. et l'inconscient pour l'A M. ; c'est-à-dire que le gréviste de la faim a une maîtrise consciente de sa démarche alors que l'anorexique s'ignore comme tel, tout en essayant une perception hallucinée de sa situation corporelle et relationnelle. Cependant, les passages de certains grévistes de la faim vers l'anorexie non maîtrisable, une fois que leur protestation a pris fin, ainsi que ceux de certains cannibales involontaires, montrent que les « dragons » qui sommeillent au fond des deux phénomènes sont les mêmes ; chez l'anorexique, c'est la lutte contre ceux-là qui épuise le sujet ; chez le gréviste de la faim, et, pour certains aspects, chez le cannibale, les « dragons » se réveillent et sont convoqués en tant que forces supplémentaires dans le combat où le sujet est engagé Ceci nous rappelle la célèbre phrase de Virgile :
« *flectere si nequeo superos, acheronta movebo* » (Si je n'arrive pas à fléchir les supérieurs, je mobiliserai Acheron).
Les termes de pathologique et de normal, qu'on pourrait employer pour l'A.M. et les G.F. réciproquement, sont relativement impropres par rapport à l'angle d'approche de cette étude, étant donné que leurs forces intérieures sont les mêmes dans chaque être humain. Cette terminologie concerne la sémiologie psychiatrique, alors que cette étude analyse des mouvements souterrains indépendamment de leur classification nosographique.

CHAPITRE IV

MORT À LA MORT

- Immortels, mortels ; mortels, immortels ; vivant leur mort et mourant leur vie. Pour les âmes, c'est plaisir ou mort que devenir humides. Pour elles, le plaisir est la chute dans la génération

Heraclite, Fr 62, 77

- Qui sait si la vie est la mort et la mort la vie pour nous ? (Socrate citant une tragédie perdue d'Euripide)

Platon, *Gorgias*, 492 e

- Zénon demanda à l'oracle de quelle façon il menerait la meilleure des vies et le dieu lui répondit : En devenant de la couleur des morts. Ayant compris, Zénon lut les auteurs anciens.

Diogène Laërce, VII 2

- Si la mort est la, je ne suis plus. Si je suis, elle n'est pas là.

Épicure

Les citations ci-dessus nous montrent essentiellement deux approches opposées de la mort : pour la première, celle d'Héraclite, la mort est une qualité de la vie à travers sa « chute » dans la génération. Cette pensée profonde du philosophe « obscur » a préoccupé la philosophie tout au long de son histoire ; Socrate, puis Platon, en tiennent certainement compte à travers la « meleté thanatou » (exercice de mort), notion évoquée dans le premier chapitre de ce livre. Ils opèrent cependant une mutation profonde qui dénature profondément la pensée de l'« obscur » ; comme on le voit, essentiellement dans *Phédon* de Platon, le corps se charge d'assumer la figure et le lieu de la mort, alors que l'âme se garde ceux de l'immortalité à laquelle elle retourne après un bref passage dans le corps durant la vie. Ce clivage entre l'âme et le corps on le retrouve encore plus accentué dans différentes religions et, plus près de nous, dans le christianisme ; ici, le corps prend le rôle du mauvais, du lieu des instincts et des passions animales, qui empêchent l'âme de se perfectionner pour rejoindre l'instance divine dont elle émane. Les cyniques et leurs successeurs, les stoïciens, reviennent à leur manière sur cette présence profonde de la mort *dans* la vie. La nécrophagie qu'ils prônent, eux qui sont essentiellement végétariens, est surtout une démarche subversive de la condition humaine, (cf. ante) ; ils visent par ce retour au sauvage, à sortir l'homme de son humanité conventionnelle et à l'élever à la condition divine. Ceci se fait dans la vie présente de l'homme et non dans une autre à venir ; à la place du « haut » et de l'« ailleurs » des autres philosophies — ou des religions —, ils proposent la retraite de l'homme vers le « dedans ». Pour ce faire, ils placent des sortes de gardiens, les *aisthêtêria*, aux portes et fenêtres du corps, les sensations (aisthétika organa) qui auront comme tâche d'annuler le processus sensoriel. Par la *sélection* et la *sensation centrifuge*, ils obtiennent un certain isolement sensoriel. Cette relative indépendance du stoïcien par rapport à son environnement lui permet de reproduire à l'intérieur de lui, *l'Epistêmê* (la science) et la *vérité*. Cette reproduction de la Nature à l'intérieur du philosophe semble se fabriquer à la manière d'une vérité mystique, au mépris des sensations et vérités objectives ; il n'en est cependant pas ainsi. Par cet exercice douloureux de retrait, le stoïcien s'expérimente en tant que sujet épistémologique. Malgré l'apparent rejet du corporel et des passions, identifié comme le « mal absolu », les stoïciens visent plutôt la maîtrise du corps et la sagesse tout en déclarant que « tout est corporel ». La nécrophagie prônée va dans le même sens : en transformant le corps en tombeau le nécrophage cynico-stoïcien vise à mêler inextricablement le statut des vivants et celui des morts (M. Daraki, 1982). Il y a ici une recherche évidente du pouvoir constituant de la mort pour la vie ou une recherche de fertilisation de la mort (M. Daraki, *op. cit.*). « La couleur des morts » que l'oracle conseille à Zénon de prendre pour mener la meilleure des vies, et l'interprétation qu'il en fait en lisant les auteurs anciens, peut bien se rapprocher de la pensée de l'« obscur » ; « la chute dans la génération » qui fait le plaisir ou la mort des âmes peut bien être, à certains égards, « la couleur des morts » ; autrement dit, pour revenir à nos pensées des chapitres précédents, pour mener la « meilleure des vies », il faut y inclure la mort du rapport avec l'Ancêtre-Autre. Heidegger est revenu sur cette présence de la mort *dans*, et pas *en dehors*, de la vie en qualifiant l'homme d'« *Etre-pour-la-Mort* ». Il renoue ainsi, après plus de deux millénaires, avec la pensée des premiers philosophes et plus spécialement avec celle de l'« obscur » Héraclite.

Les courants philosophiques cités ci-dessus ne sont sans doute pas les seuls à traiter de la mort. Cette question concerne toute la métaphysique, bien qu'elle ne soit pas toujours mise au premier plan. J. Baudrillard (1976) va jusqu'à dire qu'elle (la métaphysique occidentale) est essentiellement alimentée par le travail de deuil (de la mort de soi et des autres). Si nous faisons référence à ces courants c'est parce qu'ils approchent la mort comme une qualité et une dimension constituantes de la vie.

L'approche de la mort par les épicuriens s'oppose à la précédente. Epicure et ses élèves considèrent que la vie et la mort sont deux entités qui s'excluent mutuellement. Partant du fait qu'aucun être humain ne peut faire l'expérience de sa propre mort sans cesser en même temps de vivre et que de la mort des autres le vivant n'a aucun vécu, ils aboutissent à l'incompatibilité profonde entre la vie et la mort ; dialectiquement opposés aux stoïciens, ils cherchent à approfondir à l'extrême la participation à l'instant présent de la vie ; ce qu'on traduit, faussement, par une recherche forcenée, voire immorale, de l'hédonisme. En réalité, ils cherchent plutôt à repérer la fausse vie là où l'on croit vivre vraiment. Sous la forme de l'espoir ou de la réminiscence, on vit en réalité en dehors du présent, autrement dit on mène une fausse-vie équivalente à la mort. C'est en réduisant au maximum les attaches à différents sauveurs (illusions, religions, etc.) qu'on peut vraiment devenir soi-même et participer pleinement au désespoir et à la béatitude du présent (cf. A. Compte Sponville, 1984, et *Épicure* par Marcel Conche, 1977).

A l'opposé du retrait des stoïciens, les épicuriens prônent la participation à l'extrême pointe de la vie, ce qui va non pas avec une exclusion mais avec une métabolisation et un dépassement de la mort de soi. L'hédonisme est la déformation de l'épicurisme par laquelle il est le plus souvent connu. On peut voir ici le travail du christianisme surtout, ainsi que celui d'autres philosophies-théologies qui fondent leur pouvoir sur la croyance à l'au-delà et à l'immortalité. Cette déformation est encore plus facilitée aujourd'hui par l'abondance avec laquelle les sociétés contemporaines nous donnent l'illusion de satisfaire nos sens ; ceci amène non pas à une métabolisation et à un dépassement de sa propre mort pour être *présent* à l'ici-maintenant, mais plutôt à une négation de la mort.

Les études relativement récentes de plusieurs historiens et sociologues notent la disparition de la mort, en tant que rite et événement, du champ social de la société occidentale du 20e siècle ; ceci se produit en parallèle avec le développement de la consommation des biens qui tente d'entretenir l'illusion de la non-frustration et du plaisir à l'infini. Or, la mort d'un membre du groupe social a toujours été un événement pour ce dernier ; par l'institution de différents procédés et rituels funéraires, chaque société a tenté de donner une réponse à cette souffrance et de panser la blessure que constitue pour elle la disparition d'un des membres. L'insertion de ces rituels dans un système de croyances a, d'autre part, transformé la rupture de la mort en une continuité d'échanges entre vivants et morts-vivants. Il en est ainsi des sociétés dites « primitives », qu'elles pratiquent ou non l'anthropophagie des ancêtres. Il en est de même des sociétés antiques dont les traces d'histoire et les tombeaux nous permettent d'avoir une idée de l'importance considérable attribuée alors aux funérailles. Chaque société, selon son système mythicoreligieux et son moment historique, a toujours organisé une sorte de fête pour se séparer de l'un de ses membres. Cette fête collective, qui a traversé l'Antiquité et le Moyen Age, commence à disparaître dans les sociétés occidentales au 15ᵉ siècle. Comme le remarque M. Vovelle (1983), l'élite de ces temps opère la mutation « des morts » à « la mort » : c'est-à-dire qu'à la place du membre-mort du groupe, elle installe une notion abstraite et, de ce fait, moins dangereuse ; ceci est à noter dans le sens où cette abstraction-conceptualisation naissante de la mort vise à cacher la peur à son égard ; alors qu'auparavant la société s'en défendait par la solidarité groupale, au 15ᵉ et surtout au 16ᵉ siècles elle commence à utiliser de nouveaux procédés de défense et, en particulier, la rationalisation-abstraction. Ceci semble se produire en parallèle à l'individualisme naissant et à la division de la société en classes ; la mort commence à ne plus être partagée de la même manière par tout le groupe social ; d'autre part, les demeures des morts, banales et égales jusque-là font de plus en plus voir les inégalités sociales. Le mythe chrétien de l'égalité devant la mort commence à s'effriter et, en ce qui concerne la tombe, on peut dire en paraphrasant Orwell que « certains sont plus morts que d'autres ». Les morts, qui ont toujours été au service des vivants, le sont cette fois-ci entre autres, par l'architecture de leurs tombes. Ils montrent par là le rang social de la famille à laquelle ils appartenaient. C'est en rapport avec cela qu'on peut comprendre l'entrée des cimetières dans les villes, alors qu'auparavant ils étaient tenus à distance. La rationalisation et l'individualisation de la mort ira en s'accélérant. Le siècle des Lumières découvre la « mort naturelle » : alors que jusque-là toute mort se produisait à cause de quelque chose ou de quelqu'un (d'un ennemi-sorcier chez les animistes, à la suite d'un péché chez les chrétiens) elle devient, au 18ᵉ siècle, un phénomène naturel, banal, entièrement démystifié. Cependant, et en contraste avec cette banalisation, la fin du 18ᵉ siècle marque aussi celle de la mort apprivoisée (Ph. Aries, 1977). Cette dernière était apparue vers le Vᵉ siècle après J.-C. comme une familiarité ; l'indifférence à l'égard des sépultures et des choses funéraires en était l'une des traces et la religion chrétienne devait y être pour quelque chose ; elle commence à disparaître à la fin du siècle de l'essor des sciences et c'est la « mort sauvage » qui lui succède, mort qui fait peur et dont le groupe social ou familial s'éloigne. On passe ainsi, vers le milieu du 19e siècle et surtout au 20e siècle. à ce que Ph. Ariès appelle « la mort inversée » : alors que jusque-là « on sentait venir sa mort » et on se préparait parmi les siens à passer vers le « sommeil éternel » et « le repos » en distribuant ses derniers conseils. voire ses biens, on commence peu à peu à vouloir épargner au mourant la connaissance de son état de santé, c'est-à-dire à lui cacher que sa mort approche. Ce mensonge va peu à peu s'étendre à d'autres membres de la famille, en commençant par les enfants. C'est par la prolongation de ce mensonge que le mourant s'identifie entièrement au malade ; il ne peut donc plus mourir à la maison mais seulement à l'hôpital et seul. Une équipe spécialisée et dotée de la technologie puissante de notre siècle va pouvoir décider du moment de sa mort selon des critères plus ou moins scientifiques. On peut balancer alors entre deux extrêmes : du maintien artificiel en vie pendant des mois (c'est le cas de Franco, de Tito. etc.) à l'euthanasie. Le passage de l'hôpital au cimetière se fait discrètement en compagnie de quelques proches du défunt. Il n'y a plus de corbillard, plus de visites à la maison ; la mort n'est plus un événement social et même plus familial ; le deuil ne se porte plus et il doit être entièrement caché ; « craquer » ou pleurer c'est une honte. Les enfants voient quelqu'un disparaître du jour au lendemain avec comme seule explication qu'il est parti dormir ou se reposer. L'incinération, pratiquée de plus en plus. est considérée par les historiens comme le moyen de faire disparaître toute trace du corps mort. La commercialisation du deuil pratiquée aux Etats-Unis par des « Funeral Homes », où le mort est maquillé par les « motriciants » comme s'il était vivant, est analysée comme allant dans le même sens de la négation et de l'exclusion de la mort du champ social : dans nos sociétés on ne meurt plus ! D'ailleurs, certains progrès scientifiques et technologiques « travaillent » au maintien de cette illusion : la conservation du sperme et bientôt de l'ovule, ainsi que celle du fœtus étendent de plus en plus le champ de la vie sur celui de la mort. L'insémination récente d'une femme par le sperme de son mari mort, ainsi que les pratiques analogues avec des fœtus congelés peuvent faire penser que les morts sont féconds et participent à la vie. La congélation, relativement chère, à laquelle se livrent certains Nobel et autres fortunés en ce qui concerne leur corps mort, dans l'hypothèse qu'un jour, quelques siècles plus tard, la science saura les ressusciter, n'est que la mise en œuvre de la croyance que l'homme a, enfin, vaincu la mort !

Dans ce climat d'euphorie générale, que la culture de l'*athanasie* alimente, le courant de l'euthanasie vient comme une fausse note parler des ténèbres obscures à ceux qui veulent vivre dans la lumière éternelle de la science. Condamné par l'ordre clérical et médical, il peut être considéré comme un courant révolutionnaire tentant de reprendre et de redonner à l'individu le pouvoir sur la (sa) mort (1) ; monopolisé par la médecine, ce pouvoir semble de plus en plus l'embarrasser. C'est ainsi qu'on peut comprendre les voix qui s'élèvent en son sein pour l'euthanasie, (*Le Monde*, 20.9.84), et l'administration des « cocktails lytiques » à des malades « terminaux ». Ce débat est apparemment un faux débat et le congrès de Nice (22-23 septembre 1984) sur l'euthanasie l'a mis à jour : la controverse est restée au niveau des médecins ; les uns, avec le professeur Barnard en tête, affirmaient que la responsabilité de l'euthanasie revient au médecin, les autres, avec le professeur Schwartzenberg, voulaient la laisser au malade. Mais l'institution de l'euthanasie n'irait-elle pas dans le même sens de maîtrise, voire de négation de la mort ? Et l'ordre des médecins, rappelle bien (1984) que dans l'histoire il n'y a qu'Hitler qui ait signé un décret concernant l'euthanasie !

THANATOPHAGIE ET THANATEMIE

> « Je fus esprit et matière ; ne pleurez pas la matière car elle ne vit pas, ni l'esprit car il ne meurt pas »
>
> Lao-Tseu

L'affirmation ci-dessus de Lao-Tseu semble être une vérité inébranlable ; en deux mots, elle prouve que la mort n'existe pas ! Nous ne pouvons qu'être de son avis et il en a toujours été ainsi dans les croyances de l'homme par rapport à la mort ; la sienne et celle de l'autre. La science et la conscience objectivent une série de signes qui montrent l'altération physique de l'état d'un corps ; ce savoir, depuis Hippocrate jusqu'à nos jours, a toujours servi à une meilleure connaissance du vivant. Ces changements des signes qui tentent d'objectiver la mort changent à leur tour avec le progrès de la science, de sorte qu'il est toujours conventionnel de qualifier un signe (ou un ensemble de signes) d'indicateur du changement de l'état du vivant vers l'état du mort. Mais, au-delà de cette incertitude scientifique, ces changements sont perçus tout à fait différemment au nivau du vécu, de la croyance et de l'inconscience de chacun de nous. L'autre, qu'on connaissait jusqu'à ce moment critique sous une forme, va en prendre une autre ; il ne s'agit en fait que du deuxième visage de l'altérité, comme la tragédie grecque l'a si bien mis à jour : dans l'autre que je connais il y a un autre autre que je ne connais pas ; cet autre-bis, d'ailleurs, ressemble en beaucoup de points à un autre moi dont je soupçonne vaguement la présence en moi-même et qui me fait peur.

C'est ainsi que l'on peut comprendre que les morts aient toujours fait peur ; dans plusieurs systèmes de croyances, primitifs ou contemporains (par exemple, le vampirisme) ils étaient représentés comme dangereux et menaçants, capables de revenir faire du mal aux vivants. Les funérailles, qu'elles soient constituées par une anthropophagie ou une cérémonie religieuse, ne peuvent être comprises que comme l'institution qui vise à l'apaisement de la dangerosité du mort et permet de se défendre à son égard ; elles sont aussi le moyen de dépassement de la crise sociale que la blessure de la disparition d'un des membres du groupe engendre (E. Morin, 1973) tout en réglementant les rapports entre morts et vivants.

Outre les systèmes philosophiques et métaphysiques, qui font de la mort une dimension constituante de la vie, on peut schématiquement diviser les sociétés en deux grands groupes en fonction de leur comportement devant la mort : les sociétés qui pratiquent la *thanatophagie* (manger la mort) et les sociétés qui pratiquent la *thanatémie* (vomir la mort). Ceci n'est qu'un schéma à l'instar de celui de Lévi-Strauss qui, dans *Tristes Tropiques*, divise les sociétés entre d'une part celles qui pratiquent l'anthropophagie, et d'autre part celles qui pratiquent l'anthropémie (ces pratiques visent à répondre aux principaux dangers et peurs que la société affronte : la mort, la guerre, la folie, etc. et à les maîtriser). Nous avons vu dans le chapitre précédent que l'anthropophagie du parent mort ou de l'ennemi, est une forme de thanatophagie, c'est-à-dire une institution religieuse qui réglemente les rapports avec le mort-autre-ennemi. La phagie (cannibalisme) du mort dangereux (ou de l'ennemi) se pratique ici concrètement mais le corps mangé n'est en fait que le double du mort. Cet échange entre morts et vivants permet au mort de devenir un ancêtre-dieu inoffensif et au vivant de lui ressembler en quelque sorte. Dans d'autres sociétés, jusqu'aux nôtres, la phagie que permet l'institution funéraire prend des formes plus ou moins allégoriques. Ainsi, par exemple, J. Ziegler (1975) nous rapporte la pratique des Yoruba de l'Afrique ou du Candomblé des Noirs du Brésil : le corps y est détruit symboliquement par le groupe social pour que le mort puisse devenir *Egun* ou *Emi*, c'est-à-dire ancêtre. La mise en scène de la guerre avant l'enterrement du mort chez les Adjoukrou (cf. Nassikas, 1984) relève de la même problématique : le mort n'est qu'un « blessé » par l'Ennemi du groupe ; il s'agit pour le groupe de lui faire la guerre dont l'issue victorieuse, qui s'accompagne de pillages, permet de récupérer le « blessé ». Le groupe peut ainsi récupérer et garder le mort qui passe alors dans la classe des ancêtres protecteurs. En même temps, l'identité du groupe, vainqueur de la « Mort-Ennemi » se renforce. En fait, ici, la mort n'existe pas, si ce n'est sous la forme d'une menace pour l'unité et l'intégrité du groupe ; cette menace ne peut venir que d'un Ennemi qu'il faut vaincre en organisant et renforçant les guerriers du groupe. La thanatophagie est ainsi réalisée d'une manière allégorique. Les morts initiatiques relèvent de cette même dialectique qu'elles inversent : pour naître socialement, il faut « devenir de la couleur des morts », c'est-à-dire s'inscrire dans une généalogie sociale à travers l'épreuve de la mort. On voit bien que les stoïciens n'ont fait que conceptualiser des mythes et des pratiques anciens ; en prônant la nécrophagie, ils font de la thanatophagie.

Les rites funéraires des systèmes religieux non animistes (poly- ou mono-théïstes) participent de cette même problématique : apaiser et se défendre contre les morts. Les sacrifices et les repas funéraires ne sont que de la thanatophagie ; on voit même dans certaines conceptions les âmes des morts participer à ces repas ; simplement, comme elles n'ont plus de dents (du corps) pour manger, elles ne peuvent que boire le sang des victimes sacrificielles. Ulysse, quand il veut faire venir et parler les âmes des défunts dans sa descente aux enfers, sacrifie des moutons dont le sang nourrit et revigore les morts. Le *vampirisme*, croyance toujours active dans les Carpathes, relève me semble-t-il du même rapport entre vivants et morts : certains de ceux-ci reviennent régler leurs comptes avec les vivants en suçant leur sang et en les transformant en vampires ; il faut donc une nouvelle cérémonie-rituel, à laquelle l'Eglise participe, pour que les vampires deviennent de « vrais morts », inoffensifs pour les vivants. Il n'est pas étonnant d'ailleurs que cette médiation de l'Eglise se double d'une autre à caractère nettement politique : dans cette même région de la Roumanie actuelle, où toute propriété est interdite, les vivants achètent, par l'intermédiaire de l'Eglise, leurs demeures outre-tombe (2). L'Eglise sert donc de contre-pouvoir à la mort et à l'Etat totalitaire. Cette parenthèse est riche en pistes de recherche ; elle nous confirme cependant le fait que la sépulture a toujours constitué le moyen indispensable pour qu'un défunt gagne le royaume des morts ; l'absence de sépulture, ou sa non-conformité aux croyances du groupe social, condamne l'âme du mort à errer et à nuire aux vivants.

Tel est le rapport à la mort, c'est-à-dire la négation de cette dernière, depuis toujours et jusqu'à aujourd'hui. S'il y a changement dans la société occidentale contemporaine, cela concerne le rapport des vivants avec *les morts* et pas avec *la mort*. Ce qui caractérise ce changement c'est la disparition de la composante sociale des funérailles et de l'événement de la mort. L'hôpital est quasiment devenu le lieu exclusif où l'on meurt en solitaire et le médecin le gestionnaire, solitaire encore, de la séparation entre vie et mort dans le corps du mourant. De là à dire que l'hôpital se charge de plus en plus d'un rôle sacré et le médecin de celui d'un officiant, tragique s'il en est, de la mort, il n'y a qu'un pas.

La disparition de la composante sociale de l'événement mort accompagne celle de la dramatisation collective du deuil ; celui-ci ne peut désormais se vivre que dans la plus grande discrétion de l'endeuillé, comme quelque chose de caché, voire d'interdit. Les sociologues ont remarqué la solitude sociale à laquelle sont condamnés les veufs, veuves, etc. ; tout le monde les évite comme des contaminés d'une maladie mortelle, alors que c'est pendant ce temps de deuil qu'ils ont le plus besoin des autres. Cet interdit social qui frappe la mort et le deuil a fait que la mort a pris dans nos sociétés la place qu'occupait autrefois la sexualité (E. Gorer, sociologue anglais, cité par Ph. Aries 1975, 1977). Alors que cette dernière s'est affranchie de tout interdit, et le moindre détail la concernant est très tôt enseigné aux enfants, la mort est entourée d'un silence total. Les morts disparaissent sans aucune trace sociale ; la seule explication qui les accompagne c'est qu'ils sont partis se reposer ou dormir dans un jardin — le cimetière. Or le jardin fleuri était autrefois le lieu de provenance des enfants (quand la sexualité était interdite du champ social). E. Gorer va jusqu'à comparer le fait de parler de la mort aujourd'hui avec la pornographie d'autrefois (*The pornography of death*, est le titre de son livre) ; il considère le deuil et les larmes en solitaire comme équivalents à la masturbation ; par ailleurs, comme tout interdit engendre l'envie de la transgression, cette dernière ne peut prendre que les formes de la violence aveugle qui ignore la mort (3). On peut trouver ces équations sociologiques quelque peu exagérées et alarmistes ; elles ne cessent pas néanmoins de soulever un vrai problème.

Le philosophe J. Baudrillard (1976) arrive pratiquement aux mêmes conclusions en empruntant des voies différentes :

> « Pour nous qui n'avons plus de rite efficace d'absorption de la mort et de son énergie de rupture, il nous reste le fantasme du sacrifice, de l'artifice violent de la mort. D'où la satisfaction intense, et profondément *collective*, de la mort automobile.. Nous sommes tous des otages, c'est là le secret de la prise d'otages, et nous rêvons tous, au lieu de mourir bêtement à l'usure, de *recevoir* la mort, et de *donner* la mort. Car donner et recevoir est un acte symbolique (c'est l'acte symbolique par excellence), et qui ôte à la mort toute la négativité indifférente qu'elle a pour nous dans l'ordre « naturel » du capital ».

Cette exclusion sociale des morts s'explique, selon l'auteur, par le fonctionnement et comme aboutissement du système capitaliste :

> « C'est l'accumulation indéfinie du temps comme valeur sous le signe de l'équivalence générale qui entraîne cette *rareté absolue du temps qu'est la mort*... Car rien ne sert de vouloir abolir la loi de la valeur si on veut en même temps abolir la mort, c'est-à-dire préserver la vie comme valeur absolue. C'est la vie elle-même qui doit sortir de la loi de la valeur et arriver à s'échanger contre la mort... Toute notre culture n'est qu'un immense effort pour dissocier la vie de la mort... Abolir la mort c'est notre phantasme qui se ramifie dans toutes les directions : celui de survie et d'éternité pour les religions, celui de vérité pour la science, celui de productivité et d'accumulation pour l'économie... Alors seulement on peut parler de pulsion de mort. Alors seulement on peut parler d'inconscient, car *l'inconscient n'est que cette accumulation de la mort équivalente* — celle qui ne s'échange plus et ne peut que se monnayer dans le phantasme... La mort symbolique, celle qui n'a pas subi cette disjonction imaginaire de la vie et de la mort qui est à l'origine de la réalité de la mort, celle-là s'échange dans un rituel social de fête ».

Outre les constatations ci-dessus du philosophe qui coïncident avec celles des historiens et des sociologues à propos de la mort, on peut discerner dans ses explications un hégélianisme et un romantisme ; Hegel développe la consubstantialité de l'Etat et de la guerre, donc du pouvoir et de la mort ; l'hégélianisme est implicite dans les pensées ci-dessus du philosophe dans le sens où la mort (et l'inconscient) serait la production du pouvoir capitaliste comme rareté absolue. Le romantisme peut être discerné dans ce rêve d'un retour au passé où la mort était la fête ainsi que dans l'illusion que tout fantasme peut-être pris dans la circulation et l'échange symboliques. Or, comme il est dit ci-dessus, le fantasme d'immortalité est consubstantiel au fonctionnement psychique, essentiellement inconscient, de l'être humain ; à ce niveau, il en a toujours été ainsi ; le changement concernant l'échange avec les morts ne concerne que le champ social ; la confusion entre celui-ci et le champ psychique de l'individu ne peut mener qu'à des équations intenables.

C'est E. Morin (1951) qui le premier semble avoir posé la question sur de bonnes bases : dans « la crise contemporaine de la mort » l'auteur a vu une « véritable crise de l'individualité devant la mort ». Cette notion de crise, reprise plus loin dans ce travail, ne peut être comprise que comme une *crise d'identité* de l'homme contemporain. Qui dit crise d'identité, dit aussi crise des rapports entre les générations. Or les institutions des rituels de séparation d'avec les morts se mêlent intrinsèquement avec l'institution principale de toute société qui est celle de l'interdit de l'inceste (cf. M.-C. et E. Ortigues, 1984). Nous avons vu au chapitre précédent les mélanges entre endo-, exo- cannibalisme et endo-, exo- gamie (4). Les rapports entre les deux types d'institution ne se font pas sur le mode d'une simple doublure ; il s'agirait plutôt d'un rapport de réponse à une question : l'institution concernant la relation mort-vivants vient « travailler » et tenter de répondre à des questions restées ouvertes à l'intérieur de chaque individu durant l'élaboration-« apprentissage » de l'interdit de l'inceste. C'est dans ce sens qu'il est dit ci-dessus que la mort vient réveiller l'autre à l'intérieur de chaque individu.

La crise de l'identité et la crise intergénérationnelle qu'elle induit ont été étudiées par plusieurs socio-psychanalystes (A. Mitscherlich, G. Mendel, etc.). Ce qu'on peut dire ici, en rapport avec notre thème, c'est que, s'il y a crise entre les générations cela suppose une relative non-intégration du rapport entre elles par l'individu. A partir de là, nous pouvons supposer, d'une manière purement spéculative, une mise à distance opératoire de l'autre ; il peut en être ainsi des morts et de ceux qui s'en approchent : les vieux. Cette éviction des morts et de la mort prendrait sens comme tentative d'éloignement de l'autre et de la menace dont il est la source : la mort de l'individu. Sur un plan psychodynamique, cela signifie la négation de la fonction du tiers (castrateur, etc.) et l'enfermement dans une dualité où l'autre est le même et tous les deux le double du même Idéal. S'identifiant à un idéal, l'individu devient immortel et tout-puissant, comme nous le voyons dans le chapitre suivant. Il peut ainsi se servir avec la même illusion de la science : vaincre la mort.

Dans ce commerce avec la mort, et surtout parce qu'il la combat, le médecin glisse peu à peu hors de sa fonction de soignant ; la fin tragique d'Asklépios, le *premier* médecin, foudroyé par Zeus, parce qu'en étant parfait dans sa profession il n'envoyait plus de morts à Hadès, n'est pas sans rappeler ce danger implicite de la pratique médicale : du combat pour la vie, elle risque de glisser au combat contre la mort, ce qui n'est pas la même chose. Or, dans le second cas, comme le paradigme d'Asklépios nous le rappelle, elle se trouve dans un face-à-face avec le(s) Dieu(x) ou les Morts-Dieux ; le duel se déroule sur le corps des mourants ou sur celui du gréviste de la faim, là où le médecin pourrait établir son royaume. Ce dernier ne peut être que religieux, étant donné que c'est le clergé sous ses différentes formes historiques qui a toujours monopolisé, et monnayé parfois, les rapports entre les morts et les vivants ; la science occuperait ici la place de la théologie comme un mythe explicatif global du monde. Cette sorte de tendance religieuse anti-sacrée contenue dans la médecine et la science en général tenterait-elle de placer l'homme à la place de Dieu ? Surtout si celui-ci est mort comme Nietzsche le proclame ? Est-ce ce Dieu-mort que nous mangeons sous forme de produits de consommation abondants et d'idéaux ? En Le mangeant il ne s'agirait que de Le devenir et de contrôler entièrement notre peur à son égard. Mais pouvons-nous complètement la contrôler ?

LA PULSION DE MORT

> « La souffrance dit : disparais !
> Néanmoins tout appétit veut l'éternité,
> veut la profonde, profonde éternité »
>
> F. Nietzsche, *Ainsi parlait Zarathoustra*

> 124 « La Nuit noire est née de Chaos Erebos, et
> de la Nuit sont nés l'Atmosphère et le Jour ;
> elle les a fait avec le sperme d'Erebos après
> avoir couché avec lui... et elle a accouché
> 210 de Thanatos, de Sommeil et des Rêves, sans
> avoir couché avec quelqu'un, l'obscure déesse
> la Nuit. »
>
> Hésiode, *Théogonie*

Toute la métaphysique occidentale, depuis l'Antiquité grecque jusqu'à nos jours, est travaillée par la question de la mort ; parfois même elle côtoie la religion de si près qu'on peut se demander si elles ne se mélangent pas (Orphiques, Pythagoriciens, etc.). Dans ce débat millénaire, la psychanalyse a pris aussi sa place, en forgeant essentiellement le concept de « la pulsion de mort » (Freud, 1920). Selon le philosophe J. Baudrillard (1975), le discours et le code psychanalytiques viennent en tant que mythes, exprimer le malaise social du début de notre siècle. Il va même jusqu'à dire, comme nous l'avons vu ci-dessus, que l'inconscient, où prend place la pulsion de mort, n'est que l'accumulation de la mort équivalente, comme résultat de la production de la rareté par les sociétés capitalistes d'abondance. Il est certain que la venue de la psychanalyse à un moment de l'histoire, n'est pas sans rapport avec l'état de la société où elle s'est développée et la situation de la pensée la précédant. Il me semble que cet avènement est beaucoup plus complexe dans ses articulations avec les différentes dimensions socio-historiques qu'un simple effet d'une série d'accumulations. Ce débat nous éloigne cependant de notre sujet qui se limite à l'apport psychanalytique concernant la question de la mort.

Dans la première partie de ses développements (première topique), Freud considère la notion de mort comme entièrement inexistante dans l'inconscient, bien qu'elle soit le fait de l'observation consciente de l'homme ; celui-ci se considère comme immortel dans son monde intérieur et tous ses fantasmes en témoignent. Les mythes qu'Hésiode a condensés dans sa *Théogonie* (voir le passage cité en exergue ci-dessus) présentent la mort, Thanatos, comme un frère de la divinité du Sommeil et de celle des Rêves (5) ; nous connaissons par ailleurs la vie que menaient les morts dans les récits et croyances de l'Antiquité grecque ; celles d'aujourd'hui n'en diffèrent pas tellement. Si quelque chose peut approcher l'angoisse de mort au niveau inconscient, il s'agit de l'angoisse de séparation et de celle de la castration. Les forces qui s'y trouvent antagonistes sont les pulsions sexuelles qui visent à la conservation de l'espèce et celles d'autoconservation (pulsions du Moi), l'ensemble étant situé sous le primat du principe de plaisir. Cette perception du fonctionnement psychique semble inefficace dès que la notion du narcissisme est développée (1914). En effet, si on pousse ce concept, l'amour de soi, à son extrémité, le narcissisme primaire dans lequel le sujet n'a plus aucun contact avec l'objet, la conservation du sujet et de l'espèce ensemble sont impossibles. C'est au tournant de 1919-1920 que Freud va au bout de ses découvertes et développe la notion de pulsion de mort. Ceci le mène à reconstruire le modèle de l'appareil psychique (deuxième topique). Entre-temps, a eu lieu la Première Guerre mondiale, particulièrement meurtrière ! La pulsion de mort (6) apparaît donc ici comme constituant le pôle opposé de la pulsion de vie (qui est plus que la pulsion sexuelle) dans le conflit psychique de base ; elle ne cessera plus de troubler et de diviser ses disciples : certains la nient tout simplement (W. Reich, etc.) ; d'autres tentent de la contourner (surtout ses premiers disciples qui insistent sur la pulsion d'agression) ou de la mettre plus à jour (M. Klein). Ce qui trouble dans cette pulsion c'est qu'on ne peut pas la repérer avec les critères des autres (source, poussée, objet, but) ; Freud avoue qu'il est parvenu à sa formulation d'une manière purement spéculative ; son retour à la biologie pour étayer cette théorie lui a valu souvent l'épithète de biologiste ; en fait, il s'agirait plutôt d'un *emprunt* ou d'une *fiction* (P. Fedida) qui se prêterait à sa construction du fonctionnement psychique. Il suppose donc que, comme toute pulsion tend à un retour vers un état antérieur, (celui-ci étant pour les êtres vivants l'anorganique), la pulsion de mort tenterait de désintégrer l'organisme, chaque cellule de celui-ci, afin d'aboutir à l'état de stabilité anorganique. Il est impossible d'observer cette pulsion dans son état originel, c'est-à-dire se manifestant seule sous sa forme pure ; on la rencontre toujours dans les différents alliages qu'elle constitue avec la pulsion de vie. Dérivée par cette dernière vers la musculature, elle se dirige vers le monde extérieur et on parle alors de pulsion d'agression (7), de destruction, d'emprise ; la partie qui reste dans l'organisme constitue le fond du masochisme érogène qui se manifeste clairement dans certaines situations pathologiques (mélancolie, etc.). A propos de cette subordination du principe du plaisir, dominant dans l'inconscient, à la pulsion de mort, ce qui aboutit à la création du principe de Nirvâna (réduction des tensions à zéro), Freud reste ambivalent ; à côté de la tendance à la décharge complète de la tension, il voit une tendance à l'homéostasie, c'est-à-dire au maintien des tensions à un niveau constant. Ces deux tendances se rattachent aux deux formes de présence de l'énergie psychique : la tendance à l'homéostasie se rattache à l'énergie liée (à des représentations) et la tendance à la décharge complète se rattache à l'énergie libre (non liée à des représentations) ; c'est en fonction de ces deux types de fonctionnement que Freud conclut en 1938 :

> « Le but de l'Eros (pulsion de vie) est d'établir de toujours plus grandes unités, donc de conserver : c'est la liaison. Le but de l'autre pulsion, au contraire, est de briser les rapports, donc de détruire les choses. Il nous est permis de penser de la pulsion de destruction que son but final est de ramener ce qui vit à l'état inorganique et c'est pourquoi nous l'appelons aussi pulsion de mort ».

Dans cette période des conclusions finales, Freud éprouve pourtant des difficultés à cerner plus clairement la pulsion de mort :

> « Toute l'énergie disponible de l'Eros, que nous appelons désormais *libido*, se trouve dans le Moi-Ça encore indifférenciée, et sert à neutraliser les tendances destructrices qui y sont également présentes (pour désigner l'énergie de la pulsion de destruction nous ne disposons pas d'un terme analogue à celui de « libido »).
>
> Ensuite, il devient relativement facile d'observer les destins ultérieurs de la libido En ce qui concerne la pulsion de destruction, cette observation est plus malaisée... A l'époque où s'instaure le Surmoi. des charges considérables de la pulsion d'agression se fixent à l'intérieur du Moi et y agissent sur le mode autodestructeur ».

Est-ce cette menace venant de l'intérieur qui pourrait permettre au Moi d'avoir une idée de la mort, alors qu'il n'en a pas par ailleurs ? Cette question ne peut que rester ouverte dans la mesure où. comme le signale J. Laplanche (1984) l'auto (destructeur) et l'auto (érotique) peuvent se confondre infiniment dans l'inconscient. C'est dans cette voie de constatations que ce dernier auteur conteste la présence d'une pulsion de mort en tant que pulsion authentique. Il la considère donc plutôt comme la manifestation de la pulsion sexuelle, la seule vraie pulsion, en ce que celle-ci n'est pas prise dans les liaisons avec les représentations et tend vers sa décharge complète et directe (principe du Nirvâna). Il distingue cependant le principe de Nirvâna de la pulsion. du Nirvâna du Moi : le premier tendrait vers la décharge complète des tensions, au point zéro, alors que le second serait régi plutôt par l'homéostasie et la constance visant à maintenir le Moi dans une sorte d'immobilité : pas de surcharge tensionnelle ni d'hémorragie libidinale ; cette deuxième notion correspondrait d'ailleurs plus à celle du Nirvâna bouddhique. Ainsi, la peur de mourir aurait son siège dans le Moi comme une angoisse innommable ayant des origines internes au niveau d'un déferlement pulsionnel (de la pulsion sexuelle non liée) morcelant et destructeur.

Les imprécisions freudiennes ci-dessus sont lues légèrement différemment par A. Green (1984) : cet auteur, considérant que les pulsions sont révélées par l'objet, attribue à la pulsion de vie la *fonction objectalisante*, l'investissement significatif étant aussi objectalisé, alors que la pulsion de mort tend vers la désobjectalisation par la déliaison et le désinvestissement. Il appelle cette fonction désobjectalisante, « narcissisme négatif » et il constate sa présence dans la mélancolie, l'autisme infantile, la psychose chronique, l'anorexie mentale, etc. Selon cette argumentation le sentiment de mort psychique correspond à une hallucination négative du moi (extinction de l'activité projective), comme conséquence du désinvestissement désobjectalisant.

Selon ces développements, auxquels nous nous limiterons, il n'existe pas de perception interne de la mort de soi, si ce n'est sous la forme d'une menace pour le Moi ; de toute façon, celui-ci est incapable d'avoir une représentation de sa mort alors qu'il en aurait une de son immortalité (Idéal du Moi et Moi-Idéal). La notion freudienne de la pulsion de mort serait une exigence de travail et d'approfondissement à l'intérieur des concepts psychanalytiques, plutôt qu'un concept métaphysique facilement généralisable au niveau de l'humanité.

Si on peut rétablir ici un lien entre la mort et la problématique orale c'est que dans celle-ci le sujet se conçoit plus comme immortel que dans les autres problématiques (anale, génitale) ; ceci est la conséquence de la relative indépendance, dans ce type relationnel, du sujet par rapport à l'objet, dont le deuil devient impossible, si ce n'est sous une forme pathologique : en le maintenant constamment présent pour l'agresser oralement (Freud, 1915). Ce faible investissement de l'objet que laisse apercevoir la problématique et, plutôt, la fixation, orale, ne peut qu'être la contrepartie du fort investissement du sujet immortalisé dans des formes idéales, comme le chapitre suivant le développe.

L'amplification de la fantasmatique orale, que la société de consommation et d'abondance favorise, irait dans le sens de la disparition de la mort du champ social ; la variation infinie des plaisirs irait jusqu'à celle où la vie elle-même s'impliquerait dans ce jeu, au risque de s'y perdre ; ceci ne peut se faire que par accident (O. Paz, *la civilisation de l'Accident*), étant donné que la mort n'existe pas. Voici, comme nous l'avons noté auparavant, un retour des rituels disparus par rapport aux morts : ceux-ci ne seraient que des mauvais joueurs, en quelque sorte, dans ce « jeu » caractérisé par la « légèreté » de l'usage des biens et des instruments dangereux (armes, centrales nucléaires, voitures, avions, etc.) : les morts ayant perdu leur valeur, les vivants n'en auraient pas non plus, tout en se pensant immortels. Le combat du gréviste de la faim est aussi de cette couleur, à la seule différence près que son arme à lui, c'est son Idéal outragé !

S'il y a une conclusion à tirer de ce chapitre c'est que la mort est un phénomène incontournable par la vie ; de là à dire que c'est la vie qui est contournée ou sous-tendue par la mort, il n'y a qu'un pas ; même si beaucoup de philosophes l'ont franchi, il m'est difficile d'adhérer pleinement à leur démarche. Ce qui me semble plus à la mesure de l'homme, comme possibilité d'approfondissement de sa dimension humaine et de sa vie en coexistant avec la mort, c'est l'élaboration du *travail de deuil ;* il commence dès les premiers pas du petit de l'homme dans le monde et continue dans un processus d'individuation à travers les innombrables séparations, soit d'avec les autres qu'on a aimés et/ou haïs, soit d'avec des parties de soi-même, corporelles ou psychiques (idéaux, projets, etc.). C'est le travail de la séparation et de la mort de l'autre à l'intérieur de soi qui peut permettre au vivant une certaine perception de cette notion.

NOTES

(1) J. Ziegler (1975), comme d'autres sociologues, s'en prend violemment au pouvoir médical qui monopolise le pouvoir sur la mort : est-il (le corps médical) le seul responsable ?

(2) Nous tenons ces informations de sources directes.

(3) Il me semble que la facilité avec laquelle la mort est mise en jeu aujourd'hui dans les actes de terrorisme, les accidents automobiles, etc va plutôt dans le sens d'une passion à l'ignorer, voire d'un jeu avec elle (ce qui voudrait encore dire qu'elle n'existe pas vraiment), plutôt que dans celui de la recherche d'un fantasme de sacrifice comme J. Baudrillard le soutient. Le fait de jouer avec elle prendrait le sens d'un plaisir à transgresser son interdit ou plutôt son silence, si elle arrive vraiment, ceci ne serait que par accident (O. Paz caractérise notre civilisation comme étant celle de l'Accident) au cours d'un jeu où l'homme varie à l'infini ses plaisirs et maîtrise ses peurs ; les rituels disparus de séparation d'avec les morts tenteraient ainsi de reprendre leur place dans les « jeux » avec les armes, les voitures et d'autres biens de consommation

(4) La participation de la problématique du deuil a la construction de nos conceptions de la mort et de nos rapports avec les morts est importante Elle n'est cependant pas étudiée dans ce travail car relativement loin du sujet. La seule chose qu'on peut rappeler ici c'est que, comme le precise Freud (1915), l'oralité et le deuil semblent être relativement opposés . la forte fixation orale suppose un faible investissement de l'objet ; le deuil de celui-ci devient dans ce cas difficile, sinon impossible ; il serait plutôt maintenu en permanence pour être perpétuellement agressé oralement.

(5) Le fait que la Nuit accouche par parthénogenèse de ces fils n'est pas sans importance, quand, par ailleurs, on sait qu'elle accouche de ses autres enfants apres avoir couché avec Frebos Ceci renvoie a l'hypothèse que ces notions ne peuvent être qu'en rapport avec le maternel à l'intérieur de chacun de nous (cf Nassikas, 1980b)

(6) Freud constate plus tard qu'il a emprunté par cryptomnésie cette opposition entre vie et mort à Empédocle (philia-neikos).

(7) Il me semble utile de préciser ici que, selon d'autres approfondissements psychanalytiques, l'agression, même si elle se dirige vers quelqu'un d'autre que le sujet, n'est qu'une apparence illusoire ; dans la réalite psychique inconsciente c'est toujours quelque chose (le « maternel » ou le « paternel ») du sujet et dans le sujet qu'elle vise à détruire

CHAPITRE V

IDÉALOPHAGIES

> « Parfois je me disais que la volupté viendrait au bout de ma peine, et je cherchais dans l'epuisement de la chair une liberation de l'esprit ».
>
> A. GIDE, *Les nourritures terrestres*

Comme il est noté dans le chapitre précédent, la problématique orale se prête plus facilement aux glissements vers l'illusion de l'immortalité du sujet ; c'est au cours du stade oral du développement psychoaffectif de l'homme que le premier modèle de la relation de l'individu à l'autre et à son environnement va servir de moule pour les relations ultérieures. P. Aulagnier (1975) emploie à ce propos le terme d'*emprunt*, emprunt que le psychique ferait sur le somatique pour acquérir par la suite un fonctionnement autonome ; dans le cas de l'oralité, l'emprunt au somatique semble être fondamental et constitutif du fait de penser :

> « La relation du sujet à ce qui « est pensé » semble se rapprocher de ce qui avait été une relation archaïque à l'avalé ou au vomi ».

Ces réflexions montrent que ces premiers échanges du sujet avec l'objet (alimentation-autre) ont une importance capitale dans la constitution primaire de ses fonctions psychiques et mentales. La dialectique de l'incorporation-introjection est un des axes principaux des identifications à travers lesquelles le sujet forme sa propre unité d'Etre parmi les autres, (les autres axes sont : celui de l'identification projective-identification narcissique qui constitue avec la précédente les identifications primaires ; celui des identifications hystériques ou œdipiennes formant les identifications secondaires). Ce qu'il faut se rappeler ici c'est que l'identification est simultanément « la première manifestation d'un attachement affectif à une autre personne » (Freud, 1921) et la première forme de défense du sujet faible de la phase orale devant la violence ressentie comme venant de cet autre dont il dépend ; s'approprier les qualités de cet autre vient troubler, voire menacer l'unité élémentaire du petit d'homme, ce qui est le meilleur moyen pour défendre un narcissisme en train de se former.

L'identification projective, développée par M. Klein et ses successeurs, est un puissant mécanisme de défense qui permet à l'enfant de prendre en lui ce qui de l'objet est bon et, inversement, d'expulser sur l'objet tout ce qui est ressenti comme mauvais à l'intérieur de lui ; c'est aussi un moyen de contrôler l'objet et ses propres angoisses ; cela suppose bien entendu un clivage du Moi et de l'objet, si on accepte le postulat kleinien qu'un Moi existe dès la naissance de l'enfant. Cette conception va à l'encontre de celle de Freud qui conçoit que le Moi de l'enfant se forme progressivement à travers ses échanges avec l'objet-autre. Ce n'est pas le lieu ici de discuter de telles divergences entre les différents courants analytiques. Ce qui nous intéresse plus particulièrement c'est le fait que l'identification projective ou la projection, tout simplement, participent à la problématique de l'

INCORPORATION - INTROJECTION - IDENTIFICATION

L'oralité constitue le moule de l'incorporation à cause de son importance pour la vie de l'enfant dans ses échanges premiers avec l'environnement-autre ; d'autres zones corporelles ne sont pas moins importantes pour l'incorporation :

respiration, audition, vision, peau, zone anale, zone génitale, etc. Freud, dans ses premiers écrits sur le sujet, considère l'incorporation comme un moyen d'identification à l'objet-autre incorporé. Il en va ainsi dans sa construction explicative du *Totem et Tabou* (1912) et des origines de l'institution sociale. Le meurtre et la dévoration du père de la horde primitive par ses fils viseraient entre autres à l'assimilation de ses pouvoirs et de ses qualités de puissance, donc à l'identification avec lui. Il y a ici deux sentiments opposés qui se conjuguent : la haine d'une part, qui aboutit au meurtre, et, d'autre part, l'amour et l'admiration qui entraînent la dévoration et l'assimilation des parties-qualités de la victime. Il en est ainsi dans la relation à l'objet du stade sadique-oral ou cannibalique dans l'évolution psychoaffective de l'enfant. K. Abraham et M. Klein ont repris et développé cette notion, comme il est noté dans le deuxième chapitre de ce travail. M. Klein voit dans les persécuteurs internes, que deviennent les morceaux incorporés, les premiers fondements du Surmoi et de la culpabilité ; Th. Reik fait un ample développement à ce sujet (cf. aussi Nassikas, 1990). S. Ferenczi (1909) a introduit le terme d'introjection qui est arrivé peu à peu à élargir, voire même à s'opposer à celui d'incorporation. Ce dernier terme fait coïncider la notion de l'identité avec les limites corporelles ; on incorpore un objet pour le devenir sur le plan identificatoire ; l'introjection, à l'opposé de la projection, introduit des qualités ou des représentations de la relation à l'objet ou à ses parties, à l'intérieur du psychisme ou de l'une de ses instances. M. Torok (1968), et avec elle N. Abraham (1972), ont repris et approfondi les notions ferencziennes : ainsi, selon ces auteurs, l'incorporation concerne seulement l'objet alors que l'introjection concerne la pulsion ; la deuxième est un processus qui vise à élargir le champ psychique par l'intégration continuelle des pulsions ; la première devient un mécanisme de défense devant l'échec de la seconde. Le fantasme de l'incorporation tenterait, selon ces auteurs, d'établir au propre et d'une façon magique ce qui n'a de sens qu'au figuré

> « C'est pour ne pas « avaler » la perte, qu'on imagine d'avaler, d'avoir avalé, ce qui est perdu, sous la forme d'un objet ».

Les procédés de la *démétaphorisation* et de l'*objectivation* qui se conjuguent ici sont exactement l'inverse de ce qui se passe dans le processus d'introjection ; celui-ci s'élabore dans la métaphore et le symbolique :

> « Le passage de la bouche pleine de sein à la bouche pleine des mots s'effectue au travers d'expériences de bouche vide (...). Introjecter un désir, une douleur, une situation, c'est les faire passer par le passage dans une communion des bouches vides. C'est ainsi que l'absorption alimentaire, au propre, devient l'introjection au figuré ».

On comprend aisément que la présence maternelle joue un rôle capital dans ce passage dont l'échec ramène le processus à son point de départ :

> « Le vide de la bouche appelant en vain, pour se remplir des paroles introjectives, redevient la bouche avide de nourriture d'avant la parole (...). Issu de l'arrêt devant l'introjection impraticable, le fantasme d'incorporation en apparaît comme le substitut à la fois régressif et réflexif ».

D'autres auteurs ont étudié la notion d'introjection ; M. Klein et ses successeurs lui ont donné un sens particulier en rapport étroit avec l'identification projective. En nous différenciant légèrement du point de vue exprimé ci-dessus, nous pouvons dire que c'est *la relation que le sujet entretient avec l'objet qui est introjectée* et non pas l'objet et ses qualités, ni la pulsion.

Cette précision semble importante pour comprendre la problématique de l'identification. Comme il est noté ci-dessus « s'identifier à quelqu'un » s'entend dans le sens d'une ressemblance, partielle ou totale, aux caractéristiques de la personnalité de ce « quelqu'un ». La notion de ressemblance doit être prise ici dans le sens d'un devenir plutôt que d'un accompli statiquement dans le présent ou dans le passé.

Ce devenir au niveau de l'identité d'un sujet signifie toute la dynamique, l'élaboration et la lutte qui est menée dans son intérieur ; il signifie aussi une ouverture dans le sens d'un accomplissement jamais terminé des propres projets du sujet ; ces projets sont portés en lui-même et ils le portent à la fois ; ceci dans le sens où sa place, dans son histoire, lui est à la fois pré-fixée par ses ascendants et à occuper ou à dé-passer par lui-même. C'est ainsi qu'on peut entendre, en deux mots l'introjection de la relation sujet-objet (autre) reprise dans la problématique de l'identification toujours en devenir. Cette relation et ses aléas sont transférés-introjectés, et répétés en quelque sorte à l'intérieur du psychisme du sujet : soit dans la relation entre le Moi et les autres instances psychiques (Ça, Surmoi, Idéal du Moi), soit à l'intérieur même de chaque instance (étant donné que l'objet-autre est pluriel, il peut y avoir des rapports conflictuels entre ses différentes composantes ou des rapports à coloration différente entre chaque composante et le Moi). Le transfert-introjection dont on parle ci-dessus est apparemment un processus jamais fini dont les fondements se trouvent dans les premiers échanges de l'enfant avec le monde. Ce sont des fondements constitutifs du sujet de l'homme dans lesquels il prend une part active en se constituant, dans cette participation et à cause d'elle. L'infini du processus tient essentiellement au fait que le Moi est tiraillé d'une part par les exigences pulsionnelles et, d'autre part, par les « modèles de devenir » que ces autres en son intérieur lui imposent (plutôt qu'ils ne les lui proposent). L'instance psychique d'où le Moi, en répétant avec elle certaines de ses relations aux objets-autres introjectées, reçoit essentiellement ces « modèles de devenir » est :

L'IDÉAL DU MOI

C'est l'instance psychique au sein de laquelle la notion d'héritage peut être le mieux repérée. Freud (1914) y situe même l'héritage phylogénétique :

> « Le Moi-Idéal présente les rapports les plus intimes et les plus étroits avec l'acquisition phylogénique, avec l'héritage archaïque de l'individu (...) Outre son côté individuel, cet Idéal (...) c'est également l'Idéal commun d'une famille ».

Et, en 1923, il précise :

> « Derrière cet Idéal se dissimule la plus importante identification qui ait été effectuée par l'individu : celle avec le père de la préhistoire personnelle, (et en sous-note) il serait plus prudent de dire avec les parents ».

Le terme de Moi-Idéal (Idealich) employé ici par Freud ne coïncide pas tout à fait avec celui d'Idéal du Moi (Ichideal), bien que l'auteur semble les employer d'une manière indistincte ; son hésitation pour attribuer cet Idéal aux parents en général ou au père de la préhistoire personnelle peut témoigner de sa difficulté à situer le « grand homme » dans sa propre histoire, comme plusieurs auteurs l'ont remarqué. Cette remarque, malgré sa pertinence, ne diminue pas la difficulté du sujet et les avis des auteurs post-freudiens à ce propos divergent : est-ce que Idealich et Ichideal sont une seule et même chose en référence au maternel et au narcissisme primaire comme le soutient J. Chasseguet-Smirguel (1975) ? Ou est-ce qu'il est plus opératoire pour notre compréhension de séparer ces deux termes en un Moi-Idéal en rapport avec le narcissisme primaire et un Idéal-du-Moi, plutôt en rapport avec le narcissisme secondaire et le Surmoi ? Cette seconde option est prise par D. Lagache (1958) et, plus récemment, par O. Flournoy (1975) ; le premier conçoit le Moi-Idéal comme un idéal narcissique de toute-puissance qui, ne se réduisant pas à l'union du Ça avec le Moi,

> « comporte une identification primaire à un autre investi de la toute-puissance, c'est-à-dire la mère ».

O. Flournoy conçoit cette identification primaire à partir d'un clivage originel : l'un des pôles de celui-ci est constitué par un moi-sujet et l'autre par un moi-sujet également, mais indistinct d'un idéal temporaire provenant d'un objet extérieur (la mère) qui perd ses caractéristiques propres pour faire partie du Moi en devenant le Moi-Idéal. Ainsi :

> « Moi et Moi-Idéal représenteraient le clivage nécessaire indispensable à l'ouverture vers l'objectivisation ultérieure du Moi, sous forme d'Idéal du Moi, et des objets sous forme d'objets internes ou de Surmoi ».

Cette identification primaire D. Lagache l'appelle aussi « identification héroïque » en rapport avec la toute-puissance et l'immortalité. Ce que nous pouvons retenir ici de cette notion, sans nous étendre trop sur ce débat, c'est que le Moi naît d'emblée, et d'une manière consubstantielle avec son Idéal, c'est-à-dire qu'il y a du « grand homme » en lui dès sa constitution et comme son propre projet de développement ; c'est à la fois l'indice que le sujet est pluriel dès ses fondements et qu'il ne sera toujours qu'asymptotique dans sa tentative de n'être ou devenir qu'un. Curieusement donc, et alors que le Moi-Idéal est en rapport avec le narcissisme primaire, on voit qu'il amène inexorablement le sujet vers l'ouverture à l'autre en tant qu'élaboration, travail, voire évolution de cette relation Moi-autre qui le fonde. C'est ici aussi qu'on peut voir que le narcissisme ne peut pas être un stade de l'évolution psychoaffective (B. Grunberger, 1971) ni l'Idéal du Moi son représentant (J. Chasseguet-Smirguel, 1975). Cette dernière notion a plutôt un rapport d'exigence de travail et d'épreuve de réalité par rapport au Moi. Il est vrai que Freud dans ses écrits présente certaines contradictions à propos de notions de l'Idéal du Moi, de l'épreuve de réalité et du Surmoi ; il en est ainsi par exemple de l'épreuve de réalité attribuée à l'Idéal du Moi dans « Psychologie collective et analyse du Moi » (1921) alors que dans « Le Moi et le Ça » elle est attribuée au Moi ; par ailleurs, le Surmoi ne vient prendre la place de l'Idéal du Moi (conscience morale) que vers la fin de son œuvre (1932) sans s'en séparer entièrement :

> « Le Surmoi, en effet, représente pour le Moi un idéal ; ... C'est un fait certain que l'enfant naguère admirait ses parents à cause de la perfection qu'il leur attribuait et que l'Idéal du Moi n'est que le résidu de cette ancienne attitude ».

Ces contradictions doivent être perçues comme l'élaboration d'une pensée qui s'approfondit plutôt que comme des contresens figés. Dans notre exemple, ces oscillations entre Moi-Idéal et Idéal du Moi ou entre celui-ci et le Surmoi ou l'épreuve de réalité tentent d'intégrer, me semble-t-il, les différentes colorations de la relation du sujet à ses parents, telle que cette relation se reflète soit entre les instances psychiques, soit à l'intérieur d'une même instance. Si l'on tient compte du fait que la notion de « parents » peut inclure plusieurs personnes, entretenant des rapports plus ou moins conflictuels entre elles, on comprend qu'à l'intérieur de chaque instance il peut y avoir plusieurs sous-instances, reflets ou introjections des « parents », chacune en rapport variable avec le Moi.

Le résultat de ces interactions variables peut se résumer ainsi dans notre cas : le Moi-Idéal serait la référence dans le psychisme du sujet d'un objet primaire (mère) indifférencié des autres et non sexué ; plus celui-ci se différencie, se réfère à et se conflictualise par rapport à un autre (père abstrait et/ou concret), plus le Moi-Idéal se transforme en Idéal duMoi, sans jamais perdre entièrement sa première forme (1) ; Le complexe d'Œdipe, son déclin, le Surmoi des parents ainsi que celui des autres parents-éducateurs, permettent à l'Idéal du Moi de se muer en Surmoi et en épreuve de réalité, sans perdre entièrement non plus sa première forme ; cette dernière instance, le Surmoi, va faire fonctionner, de l'intérieur, les idéaux, valeurs, traditions, etc. parentaux intériorisés, ainsi que la sévérité et l'agressivité parentales, ou celle du sujet à l'égard des parents.

Ce parcours élémentaire dans le domaine si complexe de la structuration du fonctionnement psychique par rapport aux idéaux nous a été nécessaire pour aborder le thème de l'idéalisation dont la problématique apparaît en filigrane tout au long de ce qui est écrit jusqu'ici dans ce travail.

La notion de sublimation n'intéresse pas directement cette étude ; le rapport étroit qu'elle entretient cependant avec l'idéalisation nous oblige à les considérer ensemble.

IDÉALISATION, SUBLIMATION

Comme on l'a vu ci-dessus les idéaux possèdent une inscription profonde à l'intérieur des instances psychiques ; ils ne sont pas cependant une *simple* importation de l'extérieur, que celui-ci soit l'héritage parental ou les idéaux sociaux ; ces derniers ont un impact certain dans ce qui devient idéal ou valeur morale pour un sujet ; ceci se fait à travers un métabolisme complexe qui s'opère dans le psychisme de l'individu. L'introjection et l'identification sont les mécanismes principaux de ce métabolisme, comme il est succinctement rappelé ci-dessus. En simplifiant, on peut dire que le rapport de l'individu aux idéaux dépend de ce que devient dans son intérieur sa relation à l'autre (objet) ; c'est en fonction de cette relation que se structurent également sa place et son articulation avec les idéaux sociaux.

On peut donc voir d'emblée que l'idéalisation comporte une surestimation, une surélévation, et une désincarnation de l'objet, voire même une certaine sublimation. L'*idée* ou *idéa* platonicienne en tant que forme abstraite, immortelle et préexistante de l'objet semble être la référence étymologique du mot idéal ; elle est à l'opposé justement du matériel ou du charnel de l'objet. Ce rappel nous est utile pour mieux comprendre la différence de statut et de sens entre les termes d'Idéal et d'Idéalisation à l'intérieur du fonctionnement psychique. Comme nous le rappelons plus haut l'Idéal est le résidu de l'objet-autre(s) à l'intérieur des instances psychiques telles que celles-ci se forment par maturations et mutations successives de la relation du sujet aux autres et de ses identifications. La présence d'idéaux et des valeurs morales est, de ce point de vue, consubstantielle à la structuration de l'individu. Il est ainsi évident que les critiques adressées à la psychanalyse, considérée comme destructrice des valeurs morales et sociales, ne sont pas fondées. Ce que la psychanalyse a remis en question c'est surtout l'idéalisation. Alors que l'idéal participe aux identifications et peut fonctionner comme une pompe d'amorçage de la sublimation et de l'épreuve de réalité, l'idéalisation est un traitement de l'objet qui diffère des processus précédents ; on peut même dire qu'elle leur est antagoniste et qu'elle a lieu à la place de ceux-là ; c'est-à-dire que l'idéalisation d'un objet-autre n'est pas une « vraie » identification du sujet à cet autre bien que, momentanément, elle puisse apparaître comme telle. D'autre part, cette surestimation de l'objet semble fonctionner d'une manière écrasante sur le processus de sublimation qui concerne essentiellement la pulsion. Des exemples d'idéalisation nous sont donnés dans les rapports que la foule entretient avec son chef, dans ceux qui existent entre l'hypnotisé et son hypnotiseur ou enfin dans les situations passionnelles (d'amour ou de haine). Dans « Psychologie collective et analyse du Moi » (1921), Freud a démontré que l'efficacité de cette identification précaire tient au fait que l'objet d'amour, le chef, l'hypnotiseur, une idéologie, etc., a pris la place de l'Idéal du Moi du sujet ; le Moi de celui-ci et son énergie se soumettent aux exigences de cet objet. Il y a donc un surcroît de travail pour le Moi, une exaltation à cause de l'illusion qu'il a de pouvoir ainsi réaliser ses idéaux et une hémorragie-sacrifice en faveur de l'objet ; ce mécanisme nous permet de mieux comprendre l'aveuglement passionnel qui peut aller jusqu'au sacrifice-suicide du sujet, soit sous le commandement de son chef-Idéal, soit après la perte de cet objet-autre idéalisé. Dans ce dernier cas, l'objet-Idéal du Moi perdu laisse le Moi vide de son énergie narcissique ; étant donné que, simultanément, il doit faire face aux remords et aux critiques féroces de son Surmoi qui lui reproche cette perte, le suicide peut sembler constituer la seule issue. Ceci montre qu'il existe une étroite relation entre l'idéalisation et la violence intra- ou intersubjective.

Comme nous l'avons souligné plus haut, l'idéalisation constituerait plutôt l'opposé du processus d'identification. Celui-ci est une sorte de métabolisme qui consiste en l'intégration des idéaux (qualités de l'objet) dans le Moi, ce qui suppose une élaboration continue de la relation du sujet à l'objet. L'idéalisation interviendrait comme processus de défense à la suite de l'échec de cette élaboration-modification des relations à l'objet. Elle comporterait de ce fait une fixation à un type de relation primaire et précaire avec l'objet-autre, objet qui ne pourrait pas être reconnu dans son entité ni dans sa réalité ; il serait donc traité comme une prolongation du sujet sans qu'une séparation adéquate ait pu intervenir entre les deux. Ceci nous amène à concevoir l'idéalisation comme une défense contre les processus de deuil et d'introjection ou à la suite de l'échec de ceux-ci ; c'est-à-dire que l'idéalisation prend racine dans la problématique de la séparation et les rapports ambivalents du sujet à l'objet qui se déroulent durant les premières phases du développement de l'enfant ; son apparition ultérieure n'aurait lieu qu'à l'occasion d'une reviviscence des angoisses non élaborées et réveillées par la répétition dans la vie ultérieure d'un sujet du même type de problématique relationnelle. M. Klein, la première à avoir étudié la position dépressive dans le développement de l'enfant (1940, 1946, 1947), conçoit l'idéalisation comme liée au déni de l'agressivité du sujet lui-même ; contemporaine du clivage du sujet et de l'objet en bon et mauvais, l'idéalisation du sein par l'enfant vise à le protéger contre le mauvais sein persécuteur. L'enfant projette ses parties bonnes dans l'objet (le sein, la mère), processus qui lui permet d'établir une relation objectale satisfaisante ; l'excès de ce processus amène à la fois à un appauvrissement du Moi, résultant de la déperdition de ses parties bonnes projetées sur l'objet, et à la transformation de ce dernier en Idéal du Moi. Le Moi reste ainsi entièrement dépendant de son objet interne idéalisé et fuit par cette protection ses persécuteurs. Ceci est donc le résultat de la difficulté, et par conséquent du déni, de la prise en compte par le sujet de l'existence des mauvais objets (et de son agressivité propre). Un pan entier de la relation objectale et de la réalité psychique est ainsi dénié et reste non élaboré, prêt à faire retour dès que la situation s'y prêtera. Le même auteur a ajouté ultérieurement (1957) que l'idéalisation n'est pas seulement la défense contre la persécution mais aussi contre l'envie, toutes les deux exprimant un rapport haineux et agressif envers l'objet.

Que nous partagions ou non cette conception du fonctionnement psychique, ce qu'il nous importe de voir ici, c'est cette négation de la réalité du sujet et de l'objet que comporte l'idéalisation ainsi que la tendance au maintien de la dépendance envers le second dont certains aspects sont exagérément et illusoirement magnifiés. La fixation à ce type de relation, celle que le petit enfant avait à l'égard de ses parents, ne permet pas, ou peu, l'élaboration des pulsions et des sentiments ambivalents du sujet à l'égard de l'objet ; les processus de l'introjection, du refoulement et de l'identification ne peuvent que rester à l'état rudimentaire car trop de l'infantile est maintenu à l'intérieur de l'individu. Celui-ci souffre de l'appauvrissement qu'il subit par son hémorragie-sacrifice au bénéfice de l'objet idéalisé. Il se fait ainsi violence, comme celle qu'il fait subir à l'objet qu'il tyrannise en le forçant à renoncer à son identité pour devenir conforme à l'image que son narcissisme en a forgé. Ceci n'est possible que lorsque le rapport des forces le permet.

Cette violence sous-jacente à l'idéalisation montre qu'elle concerne également les pulsions et pas seulement l'objet, comme nous l'avons montré plus haut. Un exemple de cette idéalisation de la pulsion nous est fourni par la perversion ; ici, ce qui est visé et idéalisé c'est la pulsion elle-même dont seulement la satisfaction et non l'objet importe au sujet pour combler son narcissisme défaillant. C'est-à-dire que la violence exercée à l'encontre de l'objet-autre vise à réduire la personnalité de celui-ci à un « service-rendu » ou à une fonction. Ces remarques nous amènent à la constatation que l'idéalisation comporte elle-même des éléments ambivalents comme ceux de la problématique relationnelle dont elle émane ; c'est-à-dire qu'elle ne contient pas seulement de l'amour envers l'objet idéalisé mais également de la haine quitte à ce que celle-ci se manifeste envers le complément de celui-là (résultat du clivage initial). L'idéalisation de la pulsion, qui est plus ou moins concommitante, fait que les mêmes idéalistes peuvent être pleins de bonté et également prendre un grand plaisir devant le bûcher ou d'autres supplices d'élimination de ceux qui sont désignés comme des ennemis de la réalisation de leurs idéaux. Il peut donc y avoir soit simultanément, soit alternativement, idéalisation de l'amour d'un bon objet et idéalisation de la haine d'un mauvais objet à éliminer ; c'est ainsi qu'on peut comprendre les grandes purges opérées sans la moindre culpabilité, par des systèmes politiques, religieux et individuels, dans lesquels les idéalisations justifient les actes les plus inhumains envers ceux qui incarnent le mal. La perversion et la persécution paranoïaque forment ici le substrat de l'idéalisation ; l'idéaliste vit dans l'illusion que ses pulsions sont conformes à ses idéaux alors qu'elles restent sous leur forme primitive.

En contraste avec l'idéalisation qui concerne l'objet, la sublimation concerne la pulsion dont elle transforme la nature brute et qu'elle mène vers des formes d'expression plus élevées. Comme son nom l'indique, elle comporte une transformation à l'intérieur de laquelle une dimension d'idéal n'est pas absente. Cet idéal (Idéal du Moi) semble fonctionner comme une pompe d'amorçage de la sublimation, comme exigence de travail ou comme requête, (Freud, 1914), mais il ne peut pas imposer au sujet ce travail et il ne dispose pas d'énergie propre pour le faire.

Ce travail passe par l'intermédiaire des identifications auxquelles la sublimation participe car ce dont il s'agit dans l'une comme dans l'autre c'est d'un enrichissement du Moi par une intériorisation de ses relations d'objet. La sublimation comporte une désexualisation de la pulsion qui se dirige ainsi, en détournant le refoulement, vers des buts plus élevés. Cette désexualisation première de la pulsion se fait par le moyen de l'identification : c'est en s'identifiant à l'objet que le Moi se sépare de lui tout en transformant la libido investie dans la relation d'objet en libido du Moi ou libido narcissique ; le Moi devient ainsi un réservoir d'énergie qui peut se détacher facilement vers d'autres objets par rapport auxquels n'existe pas la motion primitive d'amour et de dépendance (comme c'est le cas dans l'idéalisation). Cette facilité de remplacement des objets permet à la fois une satisfaction des pulsions, qui échappent de ce fait au refoulement, une souplesse dans le fonctionnement psychique qui n'est plus fixé et dépendant d'un objet, et des « réalisations éloignées des actions imposées par les buts originaires » (Freud, 1915). A la différence de l'idéalisation, dans laquelle le Moi s'appauvrit et se fige dans une relation à un objet qui occupe la place de son Idéal (du Moi), dans la sublimation c'est le Moi qui se met à la place de l'objet et acquiert une autonomie, une richesse et une grande souplesse dans ses mouvements et ses réalisations. J. Laplanche (1980) élargit encore plus la notion de sublimation en la faisant « dériver » dans un sens plus profond et plus large de l'énergie sexuelle. Il considère donc la sublimation, non pas comme une modification de la pulsion sexuelle se satisfaisant dans des buts non sexuels, mais plutôt comme une

> « néo-création répétée, continuée, d'énergie sexuelle, donc une réouverture continuelle d'une excitation et non pas d'une canalisation d'énergie pré-existante ».

Cette conception émane de celle de la sexualité comme une énergie liante dans un monde pulsionnel anarchique et/ou destructeur. Elle a l'avantage de sortir la sublimation du dilemme : sexuel-non-sexuel et de la placer dans le contexte de l'éros créateur de la vie, des symboles et des ensembles toujours plus grands et plus complexes.

Cette présentation succincte de la notion de Sublimation est faite pour nous permettre d'avoir un aperçu de la pauvreté du fonctionnement psychique, pauvreté dans laquelle l'idéalisation fige le sujet. Etant donné qu'elle (l'idéalisation) est un mécanisme de défense accompagnant l'échec des processus d'identification, de sublimation et d'introjection, elle ne peut qu'être conjointe à l'incorporation ; celle-ci est le fantasme qui prend place devant l'échec de l'introjection, comme nous l'avons dit plus haut. Toutes deux, idéalisation et incorporation, caractérisent le traitement que le sujet fait subir à l'objet plutôt qu'à leur relation et aux composantes pulsionnelles qui s'y impliquent. Consistant toutes les deux en des mécanismes de défense devant les processus de maturation du sujet, à travers l'élaboration de la séparation par le travail du deuil, elles montrent sa maintenance dans une relation d'objet primaire, ambivalente et précaire. La fixation orale, à laquelle l'incorporation renvoie, signifie un faible investissement de l'objet, comme nous le rappelle Freud à propos de la mélancolie. Cette précarité et la fixation à ce stade de la relation du sujet à l'objet font qu'il ne reste à celui-là que peu de possibilités d'évolution et d'enrichissement par l'intégration progressive des qualités de celui-ci sous forme d'idéaux ; ces derniers ne peuvent qu'être avalés comme tels, sans aucun métabolisme, dans une condensation d'incorporation et d'idéalisation qu'on peut nommer *Idéalophagie.*

Peu importe ici le sort réservé à l'objet ; ce dernier mis à la place de l'Idéal du Moi du sujet, serait, soit mis en demeure de se conformer à différents modèles et idéologies de consommation orale (végétarisme, etc.) dans l'illusion-démétaphorisation de pouvoir ainsi combler le manque avec les idéaux, soit obligé par la violence à se soumettre et à ressembler entièrement aux mêmes idéaux.

Autrement dit l'objet reçoit toute la violence du sujet qui tente ainsi de supprimer la douleur et le manque de leur séparation non élaborée. Vu la profondeur et le caractère interminable de cette lutte, on peut aisément concevoir qu'elle puisse dans son parcours rencontrer la mort : des autres ou du sujet ; de toute façon celle-là est insignifiante, puisque la seule chose qui compte pour l'(ou les) individu(s) dans ce type de fonctionnement, c'est l'Idéal auquel il(s) est(sont) entièrement soumis et identifié(s) par le biais de l'idéalisation ; et l'Idéal est immortel !

Idéalophagie et théophagie vont ainsi de pair comme les orphiques l'ont explicitement formulé à propos de leur végétarisme. L'ascétisme et le cannibalisme des cyniques-stoïciens ou des « primitifs » peuvent, par cette analyse, nous paraître plus clairs dans leurs ressemblances malgré leur opposition apparente. Le fonctionnement du gréviste de la faim, qui nous préoccupe comme paradigme dans ce travail, devient aussi plus facile à comprendre ; celui-ci cache à peine sa violence à travers sa revendication explicitement présentée comme « non violente ». Quels qu'ils soient, Gandhi, révolutionnaire irlandais, « terroriste » de la R.A.F. ou Charles H. (cf. chapitre I), les grévistes de la faim, quand ils poussent leur action plus loin que l'expression de quelques simples revendications, se rejoignent tous autour d'un dénominateur commun, malgré les particularismes de leur personnalité, de leur démarche et du contexte dans lequel elle s'exprime : ils annoncent une nouvelle société, voire une nouvelle vie ; cette annonce peut n'avoir qu'un caractère très manifestement politique, mais au-delà de la question des relations souterraines entre politique et religion, le message du gréviste de la faim contient aussi, plus clairement parfois, un message religieux. Le prophète, voire le dieu dont ce message émane est le gréviste lui-même. C'est-à-dire qu'il est lui-même l'Idéal auquel il tente de soumettre les autres par la violence à peine déguisée de sa démarche. De cette manière, tous ressembleraient à l'Un qui ne serait autre que lui-même ; il n'y aurait plus de séparation et la différence entre soi-même et l'autre serait supprimée par l'incorporation fantasmatique de cet autre ; ainsi, tous deviendraient des Idéaux ou, au mieux, des dieux !

Nous retrouverons ici les remarques concernant le cannibalisme ou le végétarisme comme systèmes religieux ; ces systèmes sont, à mon avis, des systèmes binaires-maternels où la différence des générations, la séparation et la référence au tiers (2) tentent d'être niées. Ainsi, nous pouvons mieux comprendre pourquoi plusieurs autres ont rapproché les grèves de la faim de la perversion ou de la paranoïa en prenant en compte cette exclusion du tiers. Outre la question nosographique, qui nous préoccupe peu dans cette étude, ce qui nous intéresse ici c'est le rapport persécuteur du sujet à l'objet ; au lieu que cette relation serve à l'enrichissement de celui-là elle tente de supprimer violemment tout écart entre eux ; l'incorporation fait même plus : elle introduit l'un dans l'autre !

En concluant ce chapitre on peut faire l'hypothèse que chaque fois que l'écart ci-dessus subit des mutations dues aux changements socio-historiques l'idéalophagie peut s'exacerber comme pour contrecarrer les angoisses ainsi ravivées.

NOTES

(1) A. Green (1983) décrit ainsi ce passage :
« Quel est donc le pas franchi avec la constitution de l'Idéal du Moi ? Il tient à un renversement des valeurs du Moi-Idéal.

Si le Moi-Idéal nourrit le fantasme d'une satisfaction totale, immédiate, parfaite, l'Idéal du Moi se constitue sur le sacrifice de la satisfaction pulsionnelle, sans frustration, sans dépit ni ressentiment amer, le Moi tirant orgueil de son renoncement a satisfaire sa pulsion et prétendant éprouver un bien-être égal ou même supérieur à ce renoncement en faveur d'un objet dont la « grandeur » aura fait l'objet d'une surestimation. Ce processus me paraît inséparable de la sublimation des pulsions ».

(2) Cette « ouverture » caractérise les systèmes religieux « à sacrifice » qui tentent de gérer par le détour de leur construction la problématique de la séparation et de la castration.

ÉPILÉGOMÈNES

« Dieu est mort ! »

F. Nietzsche

Dieu est mort, mangeons-en et devenons-le !

C'est ainsi que nous pourrions compléter Nietzsche s'exclamant à l'aube du 20e siècle. La perspicacité du philosophe allemand me semble incontestable et sa métaphore de Zarathoustra, cet homme-Dieu, ne fait qu'entrevoir des mouvements perceptibles dans l'homme occidental de la fin du 19e siècle ; un de ces mouvements est celui de ne plus croire à un être supérieur ni à la vie après la mort. L'être supérieur se trouverait à l'intérieur de l'homme et la mort ne ferait plus partie de la vie. Outre un écho lointain que trouveraient ici les paroles d'Héraclite, on peut penser que cela reflète des mutations qui sont en train de se produire en l'homme et dans sa position par rapport à l'univers en cette fin du 19e siècle. Ce sont probablement ces mêmes mutations, vécues dans la morosité des cercles viennois, qui ont donné naissance aux grandes productions de créateurs comme Freud, Musil, Schönberg, Wittgenstein, etc.

Les mutations ci-dessus doivent être en rapport, au moins en partie, avec les découvertes physiques, astrologiques, biologiques, technologiques, etc. qui décentrent l'homme de sa position traditionnelle au centre de l'univers. Avec lui, Dieu aussi se décentre et, avec Dieu, la mort autour de laquelle celui-là a toujours fondé son pouvoir. La rapidité de toutes ces évolutions oblige l'homme à s'adapter aux changements qu'elles entraînent. Mais avant de s'y être adapté il lui faut changer à nouveau : *la crise qui précède ou accompagne le changement reste ainsi en permanence sous-jacente, au point qu'elle est devenue une notion fondamentale caractérisant les civilisations occidentales du 20e siècle.*

Cependant, la crise n'est pas seulement en rapport avec les changements en tant que tels ; elle est aussi en rapport avec les résultats que ceux-ci amènent tant au niveau d'une plus grande maîtrise de l'homme sur son environnement qu'à celui d'un déplacement des angoisses et des satisfactions que la relation entre les deux engendre et procure (1).

La crise résulte soit d'un dérèglement des possibilités organisatrices, soit de la rigidité de celles-ci qui deviennent inaptes à auto-organiser le système ou l'organisme devant les perturbations habituelles (rigidité cadavérique).

La crise concernant l'être humain met en branle son armature et ses capacités adaptatives ; plus encore, elle met en question les fondements de son existence et, chaque fois qu'elle apparaît, elle peut être perçue comme une interrogation concernant le sujet ou l'entité sociale. Ceci pour dire que la crise, tout en étant, à un premier niveau, en rapport avec l'évolution et les changements que celle-ci implique, ramène inévitablement les questions des origines et du commencement de la vie ainsi que de ses fins ; c'est-à-dire que l'évolution, pour reprendre, doit se légitimer, se ressaisir et renouer avec les fondements ; plus encore, on peut dire que, s'il y a crise, c'est justement parce que l'évolution *a perdu* ses liens avec les origines de l'individu ou du groupe social. C'est plutôt dans ce sens qu'on doit comprendre les termes de « crise de civilisation », « crise de valeurs », « crise de la sociabilité », etc. employés dans cette étude-ci. C'est aussi dans ce sens que R. Girard (1972) emploie ce terme dont il fait une lecture particulière à travers la notion de « crise du sacré » qu'il perçoit dans les sociétés contemporaines ; et il prône, lui, un retour au sacré pour sortir de la crise.

Cette étude-ci a mis en avant la notion d'*idéalophagie* comme réponse générale et démétaphorisée des sociétés contemporaines à la crise ; les causes de celle-ci seraient à chercher dans plusieurs domaines :

- la rapidité des découvertes scientifiques et technologiques qui amènent inévitablement des changements dans la vie quotidienne de l'homme ainsi que dans sa position dans l'univers ;

- le décentrement de sa position traditionnelle au centre du monde, quand le hasard comme facteur possible est en contraste avec la relative maîtrise que la technologie lui procure sur son environnement ;

- le relativisme comme conséquence des facteurs précédents. Celui-ci combiné avec :

- l'abondance des moyens de consommation que la maîtrise technologique sur les procédés de la production a amenée, fait que les « objets de plaisir » se sont multipliés dans la vie quotidienne de l'homme ; celui-ci est donc passé : à une plus grande dépendance envers ces objets et à un hédonisme.

Ces quatre derniers facteurs orientent vers :

- la négation de la mort comme dimension de la vie et son exclusion même de toute représentation sociale.

La massification de l'individu, conséquence de la médiatisation technologique, rajoutée aux facteurs précédents amène à une interrogation sur la dissolution du sujet et la fin des philosophies qui s'y sont construites (Hegel, etc.). Est-ce pour annoncer le retour d'un néo-paganisme où les objets de consommation — l'homme étant un de ceux-ci — deviennent les nouveaux dieux idolâtrés, ou pour signifier une nouvelle dimension de la subjectivité (que J.F. Lyotard appelle : « la condition post-moderne »), où la matière (corps-objets) et l'esprit (sujet) ne seraient plus en opposition-séparation mais en consubstantialité ?

Cette énumération est loin d'être exhaustive ; elle permet néanmoins d'apercevoir certains liens entre la notion de crise et celle d'idéalophagie. La vie dans l'ici et maintenant, où tout le plaisir peut être pris, comme elle apparaît après l'énumération des facteurs de la crise, ne peut être que coupée de sa continuité historique en perte et nostalgie permanente de ses origines. Le manque à être, le manque à vivre consubstantiel à la constitution du sujet de l'homme peut difficilement être vécu comme tel ; la facilité, et la rapidité qu'offre l'environnement social, pour le combler par des biens ne peut qu'avoir des conséquences importantes au nivau de la constitution du sujet et sur ses relations avec les autres. M. Fain, avec son concept de « néobesoins » nous ouvre la voie : il constate en effet que souvent, actuellement, devant son nourrisson en détresse, la mère ne le calme pas par sa présence affective mais tente de se faire remplacer par la consommation de quelque chose : ainsi l'enfant, au lieu de constituer la fonction de pare-excitations interne avec ses propres éléments psychiques, sur lesquels se développent ses capacités imaginaires, aura tendance à faire ou à prendre quelque chose pour combler et calmer ses tensions internes. On voit aisément ici la voie qui conduit à la dépendance envers les objets ; celle-ci dans ses extrémités peut amener à des pathologies du comportement comme la toxicomanie ou la délinquance, où l'acquisition de l'objet devient plus importante que la vie même du sujet. Mais, en deçà de ces expressions extrêmes et relativement mineures, ce qui nous intéresse le plus ici c'est ce sur quoi elles se fondent au niveau de la société : et ceci est plus largement partagé qu'on ne pourrait le croire au vu des formes d'expression mineure qui le mettent en scène. Ce soubassement peut être repéré au niveau de l'idéalophagie, c'est-à-dire là où l'incorporation de l'objet concret et son idéalisation viennent prendre la place de l'introjection et de la sublimation (processus qui participent à l'élaboration des violences de la séparation), de l'autonomisation et de l'identification du sujet, ainsi que du métabolisme de son manque à être vers la créativité ; l'objet démétaphorisé devient lui-même un idéal facile à se procurer et à consommer. L'idéalité et l'immortalité achetées au rabais dans le premier supermarché laissent ainsi peu de place à la dimension et à la problématique de la mort et à celle de Dieu. L'oralité (2) et la bouche constituent une scène particulièrement bien adaptée pour que se déploie le théâtre de l'intersubjectivité et des interactions du sujet avec son environnement. Les acteurs qui s'y présentent sont nombreux, tant matériels qu'imaginaires ; les pièces qu'ils y jouent, avec un langage plus ou moins élaboré, et plus ou moins pris dans les déguisements du verbe et de la métaphore, représentent une grande partie de l'histoire de la vie d'un être humain. L'idéalophagie est une de ces pièces développé tout au long de cette étude, plus spécialement à travers le paradigme des grèves de la faim ; sur un fond de théophagie permanente l'être humain s'idéalise et s'immortalise à travers sa tentative violente et désespérée de soumettre, voire de faire disparaître, l'Autre de l'intersubjectivité ; la différence et la séparation d'avec l'autre étant alors inélaborables, le sujet tente violemment de supprimer l'inter de l'intersubjectivité en imposant son Idéal d'une vie sans coupures, sans frustrations et sans contraintes ; une vie où tous constituent une infinie et fidèle reduplication de l'Une-Déesse-Mère. Voici la tentation à laquelle invite ce néo-épicurisme démétaphorisé des sociétés d'abondance ; le cannibalisme, le végétarisme, les grèves de la faim et tout autre scénario de la scène orale ne sont que des variations d'un discours-hymne à un sein infiniment nourricier, telle une statue-représentation de la Déesse du royaume de laquelle les prophètes prônent le retour. L'auto-sacrifice qui s'ensuit, dans le cas des grèves de la faim, ou la consommation directe de l'autre dans le cas du végétarisme ou du cannibalisme, témoignent justement de l'absence de sacrifice mettant en scène la référence à un Dieu-Père, les rapports avec Lui et avec la mort. Celle-ci est complètement niée par les prophètes du retour au royaume de la Déesse-Mère, alors qu'elle est inversée et travaillée par l'angoisse de castration de la référence au tiers, Dieu-Père.

NOTES

(1) Le mot même de crise a subi des mutations : de jugement et décision que le mot *krisis* signifie dans sa racine grecque, il est aujourd'hui plutôt en rapport avec l'indécision, la menace vitale d'un processus ou « la perturbation temporaire de mecanismes de régulation d'un individu ou d'un ensemble d'individus » (R. Thom, 1976). Les causes de cette perturbation peuvent être internes ou externes, selon R Thom, il s'agit ici, bien entendu, d'une classification relativement artificielle ; c'est plutôt au niveau des échanges entre un interieur (individu ou ensemble d'individus) et un extérieur, qu'il faut voir la perturbation, ainsi qu'à celui du metabolisme et de l'adaptation-régulation auxquels les changements obligent la première de ces deux polarites (l'intérieur)

E. Morin (1976) arrive à peu près à la même conclusion apres l'analyse de trois paramètres (systémique, cybernétique, negentropique) du concept de crise :

« Tout système porte en lui, puisqu'il porte de l'antagonisme, sa propre désintégration potentielle et le second principe (thermodynamique) le condamne à la dispersion à terme. Ce qui veut dire que tout système est condamne a périr. La seule possibilité de lutter contre la désintégration est

- d'intégrer et utiliser le plus possible les antagonismes de façon organisationnelle ;
- de renouveler énergie et organisation en les puisant dans l'environnement (système ouvert) ;
- de pouvoir s'auto-multiplier de façon à ce que le taux de reproduction dépasse le taux de dégradation ;
- être capable de s'auto-réorganiser, s'auto-défendre.

C'est le cas des systèmes vivants... Et la vie a tellement bien intégre en elle son propre antagonisme qu'elle porte en elle, constamment et nécessairement, la mort ».

(2) *L'analité* comme maîtrise, appropriation, rétention des biens accompagne inévitablement l'oralité dans la consommation forcenée. Cette notion n'a pas ete développee dans cette étude pour ne pas trop etendre et compliquer son thème.

BIBLIOGRAPHIE

ABRAHAM (K.), 1916, 1924, *Développement de la libido*. Ed. Payot, Paris, 1966.

ABRAHAM (N.), TOROK (M.), 1972, « Introjecter-Incorporer. Deuil ou Mélancolie », in *N.R.P.*, n° 6.

AIMEZ (P.), 1979. « Psychopathologie de l'alimentation quotidienne », in *Rev. Communic.*, n° 31, 1979.

ANDRADE (M. de), 1928, *Macounaïma*, Ed. Flammarion, Paris, 1979.

ANDRADE (O. de), 1930, *Anthropophagies*, Ed. Flammarion, Paris, 1982.

ARENS (W.), 1979, *The man eating myth*, Oxford Univ. Press.

ARIES (Ph.), 1975, *Essais sur l'histoire de la mort en Occident*, Ed. du Seuil, Paris.

— 1977, *L'homme devant la mort*, Ed. du Seuil, Paris.

ARON (J.-P.), 1973. *Le mangeur du XIXe siècle*, Ed. Robert Laffont, Paris.

ASSOUN (P.-L.).1983, « Freud aux prises avec l'idéal », in *N.R.P.*, n° 27.

ATTALI (J.), 1979, *L'ordre cannibale*, Ed. Grasset, Paris.

AULAGNIER (P.), 1975, *La violence de l'interprétation*, Ed. P.U.F., Paris.

BARTHES (R.), 1961, « Pour une psychosociologie de l'alimentation contemporaine », in *Ann. Econ. Soc. et Civil.*, 1961, 16, n° 5.

BAUDRILLARD (J.), 1976, *L'échange symbolique et la mort*, Ed. Gallimard, Paris.

BECQUET (D^r^), 1866, « Délire d'inanition dans les maladies », in *Arch. Gen. Med.*, Paris, fév-mars 1866.

BENEZECH (M.) et Coll., 1980, *Cannibalisme et Vampirisme chez un schizophrène multimeurtrier*, Bordeaux Med., 1980, 13.

BERGERET (J.), 1981, « L'imaginaire originel ou les destins de la violence chez l'homme », in *Bull. Psychol.*, T. XXXIV, n° 350, sept-oct 1981.

BERGERET (J.), 1984, *La violence fondamentale*, Ed. Dunod, Paris.

BETTELHEIM (B.), 1954, *Les blessures symboliques*, Ed. Gallimard, Paris, 1971.

BJERRE (J.), 1956, *The last cannibals*, Ed. Michel Joseph, London.

BONNEMAZOU (H.), 1975, « Ville des morts et ville des vivants », in *Traverses*, n° 1.

BRUN (J.), 1958, *Le stoïcisme*, Ed. P.U.F., Paris, *Que sais-je*, n° 770.

Bulletin de l'ordre des médecins, « Sur les grèves de la faim », oct 1982, n° 3.

BURTON-BRADLEY (B.G.), 1976 « Cannibalism for cargo », in *J. Nerv. Ment. Dis.*, Vol. 163, n° 6.

CARASSUS (E.), 1982, *Les grèves imaginaires*, Ed. du C.N.R.S., Paris.

CASTORIADIS (C.), 1985, *L'institution imaginaire de la société*, Ed. du Seuil, Paris.

CHASSEGUET-SMIRGEL (J.), 1975, *L'Idéal du Moi*, Ed. Tchou, Paris.

CHESNAIS (J.-C.), 1981, *Histoire de la violence*, Ed. Robert Laffont, Paris.

CHODOWIEC (U.), 1972, « La hantise et la pratique. Le cannibalisme iroquois », in *N.R.P.*, n° 6.

CLASTRES (H.), 1972, « Les beaux-frères ennemis. A propos du cannibalisme tupinamba », in *N.R.P.*, n° 6.

CLASTRES (P.), 1972, *Chronique des indiens Guayaki*, Ed. Plon, Paris.

— 1980, *Recherches d'anthropologie politique*, Ed. du Seuil, Paris.

Collectif, 1981, « Grèves de la faim », in *Alternatives non violentes*, n° 42, aut. 1981.

— 1977, « La violence », *Actes du colloque de Milan*, 1977, Ed. 10-18, Paris, 1978.

— 1983, « On mange du signifiant », in *L'Ane*, 1983, n° 11.

— 1982, « Anthropophagies, écrivains du Brésil », in *Mag. Literr.*, n° 187, sept. 1982.

— 1982, « Violence », in *Le Monde*, 23.7.1982.

— 1981, « La Violence », in *Actions et Recherches Sociales*, 1981, n° 1-2.

— 1979, *Crise, rupture et dépassement*, Ed. Dunod, Paris.

— 1984, *La grève de la faim*, Ed. Economica, Paris.

— 1969, *Violences et société*, Les Editions Ouvrières, Paris.

— 1976, *Introduction aux idées psychanalytiques de Bion*, Ed. Dunod, Paris.

— 1976, « Narcisses », *N.R.P.*, n° 13.

— 1976, « Des Sublimations », I, II, *R.E.P.*, 1979, n° 5-6, 1980, n° 1.

— 1989, « Cancer et alimentation », in *Nouv. Obs.*, 11-17 oct. 1985.

COLLOMB (H.), 1978, « La Sorcellerie-Anthropophagie », in *L'Evol. Psych.*, V. 43, n° 3.

« Colloque sur le changement », Bron 27-28 nov. 1976, in *Psychol. Clinique*, n° 1, 1977.

COMTE-SPONVILLE (A.), 1984, *Le Mythe d'Icare. Traité du désespoir et de la béatitude*, Ed. PUF, Paris, 1984.

COTT (J.), 1971, *Théophagie*, Ed. Exantas, Athènes.

DARAKI (M.), 1978, « La sagesse des cyniques grecs », in *L'histoire*, n° 3, juillet-août 1978.

— 1982, « Les fils de la mort. La nécrophagie cynique et stoïcienne », in *La mort, les morts dans les sociétés anciennes*, Ed. Maison des Sciences de l'homme, Paris, 1982.

— 1985, *Dionysos*, Ed. Arthaud. Paris.

DESANTI (J.-T.), 1982, « La violence », in *Le Monde*, 15.8.1982.

DETIENNE (M.), 1977, *Dionysos mis à mort*, Ed. Gallimard, Paris.

DEVEREUX (G.), 1970, *Essais d'ethnopsychiatrie générale*, Ed. Gallimard, Paris.

DICTIONNAIRE DES MYTHOLOGIES, Ed. Flammarion, Paris 1981.

DIOGÈNE LAËRCE, *Vie, doctrines et sentences des philosophes illustres*, Ed. Garnier-Flammarion, Paris, 1965.

DODDS (E.R.), 1959, *Les grecs et l'irrationnel*, Ed. Flammarion, Paris, 1977.

DOUGLAS (M.), ISHERWOOD (B.), 1978, *The world of goods*, Ed. Penguin Books, London.

EDELHEIT (H.), 1978, « The grouding board, banquet fantasies and their relation to the primal scene, in *J. Philadelphia Psychan.*, Vol. 5, n° 3-4, 1978.

ELIADE (M.), 1957, *Mythes, rêves et mystères*, Ed. Gallimard, Paris.

ENGELS (F.), 1976, *Le rôle de la violence dans l'histoire*, Ed. Sociales, Paris.

ERIKSON (E.), 1969, *La vérité de Gandhi*, Ed. Flammarion, Paris, 1974.

ENRIQUEZ (E.), 1973, « Le pouvoir et la mort », in *Topique*, n° 11-12, 1973.

EPICURE (présenté par Marcel Conche), *Lettres et Maximes*, Ed. De Megare, Villers-sur-Mer, 1977.

EUTHANASIE, Dossier *Le Monde* 9.2.1984, 21.9.1984 et *Bulletin de l'Ordre des Médecins* 1984/n° 3, 1985/n° 2.

FAVRET-SAADA (J.), CONTRERAS (J.), 1981, *Corps pour corps*, Ed. Gallimard, Paris.

FEDIDA (P.), 1972, « Le cannibale mélancolique », in *NRP* n° 6.

FELLON (G.) et Coll., 1980, « Du fantasme à la réalité : à propos d'un passage à l'acte criminel et cannibalique », in *Ann. Med. Psychol.*, T. 138, n° 5, 1980.

FISCHER (C.), 1979, « Gastro-nomie et gastro-anomie », Rev. *Communic.*, n° 31, 1979.

FLAUBERT (G.), 1863, *Salambô*, Ed. Garnier-Flammarion, Paris, 1964

FLOURNOY (O.), 1975, « Le Moi-Idéal : vecteur de vide », in *NRP*, n° 11.

FREUD (S.), 1912, *Totem et tabou*, Ed. Payot, Paris, P.B.P., n° 77.

— 1914, « Pour introduire le narcissisme », in *La vie sexuelle*, Ed. PUF, Paris, 1969.

— 1915, *Métapsychologie*, Ed. Gallimard, Paris, 1968.

— 1921, « Psychologie collective et analyse du Moi », in *Essais de psychanalyse*, Ed. Payot, Paris, P.B.P., n° 44.

— 1923, « Le Moi et le Ça » in P.B.P., n° 44.

— 1927, *L'avenir d'une illusion*, Ed. PUF, Paris, 1971.

— 1929, *Malaise dans la civilisation*, Ed. PUF, Paris, 1971.

— 1932, *Nouvelles conférences sur la psychanalyse*, Ed. Gallimard, Paris, 1936.

— 1938, *Abrégé de Psychanalyse*, Ed. PUF, Paris, 1978.

FROM (E.), 1964, *Le cœur de l'homme*, Payot, Paris, P.B.P., n° 349.

GALLOT (H.M.) et Coll., 1964, « Réflexions sur un cas de grève de la faim », in *Ann. Med. Leg.*, 1964, 44.

GANDHI, 1950, *Autobiographie, ou mes expériences de vérité*, Ed. PUF, Paris, 1950.

GANTHERET (F.), 1981, « Regard psychanalytique sur la violence », in *Psychanal. à l'Univ.*, Tome 6, n° 23, juin 1981.

GIRARD (R.), 1972, *La violence et le sacré*, Ed. Grasset, Paris, 1972.

GOUSTARD (M.), 1965, *Adaptation et Agressivité en bio-ethnologie comparée*, Ed. PUF, Paris, 1965.

GREEN (A.), 1972, « Le cannibalisme : réalité ou fantasme agi ? », in *NRP*, n° 6.

GREEN (A.), 1983, « L'Idéal : mesure et démesure », in *NRP*, n° 27.

GRUMBERGER (B.), 1971, *Le narcissisme*, Ed. Payot, Paris.

GUBBELS (R.), 1962, « La grève, phénomène de civilisation », in *Etudes d'Economie Sociale*, Univ. Libre, Bruxelles, 1962.

HADDAD (G.), 1984, *Manger le livre*, Ed. Grasset, Paris.

HUXLEY (F.), 1960, *Aimables sauvages*, Ed. Plon, Paris.

JACQUES (E.), 1963, « Mort et crise du milieu de la vie », in *Psychanalyse du génie créateur*, Ed. Dunod, Paris, 1974.

KAES (R.), 1976, *L'appareil psychique groupal*, Ed. Dunod, Paris.

— 1976, « Analyses intertransférentielles, fonction alpha et groupe conteneur », in *l'Evol. Psych.*, T. XLI, Fasc. II.

— 1980, *L'idéologie, études psychanalytiques*, Ed. Dunod, Paris.

KAFKA (F.), 1924, « Un champion du jeûne », in *La colonie pénitentiaire*, Ed. Gallimard, Paris, 1948.

KAPROWITZ (S.). 1977, « Conscience and cannibals. An essay on two exemplary tales-soul of wood and the pannbroker, in *Psychoan. Rev.*, USA, Vol 64, n° 1, 1977.

KARSENTY (S.), 1977, « Quelques questions à propos de la culpabilité des survivants », in L.V. Thomas et Coll. : la mort aujourd'hui, Ed. Anthropos, Paris, 1977.

KESTEMBERG (E.) et (J.), DECOBERT (S.), 1972, *La faim et le corps*, Ed. PUF, Paris.

KHEMIR (M.), 1977, *L'ogresse*, Ed. Maspero, Paris.

KLEIN (M.), 1932, *La psychanalyse des Enfants*, Ed. PUF, Paris, 1959.

— 1933, « Le développement précoce de la conscience chez l'enfant », in *Essais de Psychanalyse*, Ed. Payot, Paris, 1968.
— 1940, « Le deuil et ses rapports avec les états maniaco-dépressifs », in *Essais de Psychanalyse*, Ed. Payot, Paris, 1968.
— 1946, « Notes sur quelques mécanismes schizoïdes », in *Essais de Psychanalyse*, Ed. Payot, Paris, 1968.
— 1957, *Envie et gratitude*, Ed. Gallimard, Paris, 1968.

LACAN (J.), 1948, « L'agressivité en psychanalyse », in *R.F.P.*, 1948, n° 3.

LAGACHE (D.), 1958, « La psychanalyse et la structure de la personnalité », in *La psychanalyse*, n° 6.

LAING (R.D.), COOPER (G.), *Raison et Violence*, Ed. Payot, Paris, 1972.

LAPLANCHE (J.), 1980, *La sublimation*, Ed. PUF, Paris.
— 1984, *La pulsion et son objet-source*, Ed. A.P.F., Paris, 1984.

LAPLANTINE (F.), 1981, « La Hajba de la fiancée à Djerba (Tunisie) » in *Rev. Occ. Musul. Médit.*, 31, 1981, 1.

LASCAULT (G.), 1975, « Onze figures de la mort », in *Traverses*, n° 1.

LASSIGNARDIE (H.), 1897, *L'état mental dans l'abstinence*, Thèse Med., Bordeaux, 1897.

LEVI-STRAUSS (C.), 1950, « Introduction à l'œuvre de M. Mauss », in *M. Mauss : Sociologie et Anthropologie*, Ed. PUF, Paris.
— 1982, « Possibilité mythique et existence sociale », in *Le Débat*, n° 19, février 1982.

LIPOVETSKY (G.), 1983, « Violences sauvages, Violences modernes », in *L'ère du vide*, Ed. Gallimard, Paris.

LORENZ (K.), 1963, *L'agression*, Ed. Flammarion, Paris, 1969.
— 1965, *Essais sur le comportement animal et humain*, Ed. du Seuil, Paris, 1970.

MAC NALLY (R.), 1985, « Dracula était une femme », Livre résumé in *To Bima*, Athènes, 28.4.1985.

MAÏDANI-GÉRARD (J.-P.), 1985, « Léonard de Vinci végétarien », in *Psychan. Univ.*, 1985, 10, 37.

MAIRE (L.) et Coll., 1960, *La faim*, Ed. La Baconière, Boudry-Neuchatel.

MARCUZE (H.), 1955, *Eros et Civilisation*, Ed. Kalvos, Athènes, 1970.

MARTCHENKO (A.), 1976, *Une grève de la faim*, Ed. du Seuil, Paris, 1977.

MASSEYEF (R.), 1956, *La faim*, Ed. PUF, *Que sais-je*, n° 719.

MAUSS (M.), 1920, « L'extension du potlatch en Mélanésie », in *Œuvres*. T. III, Ed. Minuit, Paris, 1969.
— *La vengeance privée*, T. II.
— 1950. « Définition de la suggestion collective de l'idée de mort », in *Sociologie et Anthropologie*, Ed. PUF, Paris.

MELLOR-PICAUT (S.), 1983, « Idéalisation et Sublimation », in *N.R.P.*, n° 27.

MENDEL (G.), 1969, *La crise des générations*. Ed. Payot, Paris.

MITSCHERLICH (A.), *L'idée de la paix et l'agressivité humaine*. Ed. Iridanos, Athènes, 1970.

MORIN (E.), 1951), *L'homme et la mort devant l'histoire*, Ed. Corréa, Paris.
— 1973, *Le paradigme perdu*. Ed. du Seuil, Paris.
— 1976, « Pour une crisologie », in *Communications*, n° 25, 1976.

NASSIKAS (K.), 1980, « Une manière culinaire thérapeutique », in *Perspectives Psychiatriques*, 1980, III, n° 77.
— 1980 b, « Khan-Akro : l'autogestion des rêves », in *Bulletin du C.E.S. de Psychiatrie*, Univ. Lyon I.
— 1981, *Anorexie mentale, Anthropophagie et/ou Anthropemie ?* Mémoire de Psychiatrie, Université Lyon I.
— 1984, *Mise en scène de la guerre avant l'enterrement du mort chez les Adjoukrou*. Communication au Congrès sur la Violence, Lyon.
— 1984, « Espace vécu, Espace du vécu », in *Bulletin du C.E.S. de Psychiatrie*, Univ. Lyon I, n° 34, 35.
— 1986, « Maigrir... l'ennui », in *Synapse*, déc. 1986, n° 28.
— 1990, *Journal d'une Anorexie*, à paraître, Ed. Cesura, Lyon.

NASSIKAS (K.), ESTRABOL (B.), 1982, « Dissection d'une mort dans l'institution Charon mis à jour », in *l'Inf. Psychiat.*, Vol. 58, n° 10, déc. 1982.

ORTIGUES (M.C.) et (E.), 1984, « Le complexe d'Œdipe. L'interdiction de l'inceste et le culte des morts », in *Psychanalystes*, n° 12, 1984.

OTT (H.), 1979, « La grève de la faim », in *Alternatives non violentes*, n° 34, juillet 1979.

OZICK (C.), 1983, *La galaxie cannibale*, Ed. Mazarine, Paris, 1986.

PANOFF (M.), PERRIN (M.), 1973, *Dictionnaire de l'Ethnologie*, Ed. Payot, Paris.

PAULME (D.), 1976, *La mère dévorante*, Ed. Gallimard, Paris.

PERLES (C.), 1979. « Les origines de la cuisine »,in *Rev. Commun.*, n° 31, 1979.

PINGUET (M.), 1984, *La mort volontaire au Japon*, Ed. Gallimard, Paris.

PLATON, *Phédon*, Ed. Zacharopoulos, Athènes, 1957 et Ed. Gallimard, Paris, 1950.

POTAMIANOU (A.), 1984, *Les enfants de la folie*, Ed. Privat, Toulouse.

POUILLON (J.), 1972, « Manières de table, manières de lit, manières de langage », in *NRP*, n° 6.

RAYAN (M.), 1877, *De l'inanition et de ses rapports avec la médecine légale*, Thèse Méd. Paris, 1877.

READ (P.P.), 1974, *Les survivants*, Ed. Grasset, Paris, 1974.

REIK (Th.), 1956, *Mythe et Culpabilité*, Ed. PUF, Paris, 1979.

ROHEIM (G.), 1950, *Psychanalyse et Anthropologie*, Ed. Gallimard, Paris, 1967.

ROSOLATO (G.), 1987, *Le sacrifice*, Ed. PUF, Paris, 1987.
— 1988, « La pulsion de mort en tant que mythe », in *Psychanalyse à l'Université*, avril 1988.

ROUSSILLON (R.), 1977, « Contribution à l'approche psychanalytique de l'institution : l'institution environnement », in *Psychol. Clinique*, Univ. Lyon II, juin 1977.

RUFFIF (J.), 1982, *Traité du vivant*, Ed. Fayard, Paris, 1982.

SABATINI (J.), 1978, *Les grèves de la faim*, Thèse Méd. Lyon, 1978.

SAHLINS (M.), « Femmes crues, Hommes cuits », in *Le Débat*, n° 19, février 1982.

SCHNAPP-GOURBEILLON (A.), 1982, « Les funérailles de Patrocle », in *La Mort, les Morts dans les sociétés anciennes*, Ed. Maison des sciences de l'homme, Paris.

SOLER (J.), 1973, « Sémiotique de la nourriture dans la Bible », in *Ann. Econ. Soc. Civil.*, 1973, 26, n° 4.

SPITZ (R.), 1955, « La cavité primitive » in *R.F.P.*, 1959, n° 1.

STADEN (H.), 1957, *Nus, féroces et anthropophages*, Ed. A.M. Métaillé, Paris, 1979.

THOM (R.), 1976, « Crise et catastrophe », in *Communications*, n° 25, 1976.

THOMAS (L.V.), 1976, *Anthropologie de la mort*, Ed. Payot, Paris.
— 1978, *Mort et pouvoir*, Ed. Payot, Paris.

TODD (O.), 1983, *Un cannibale très ordinaire*, Ed. Grasset, Paris.

TURNBUL (C.), 1972, *Un peuple de fauves*, Ed. Stock, Paris, 1973.

VAN RILLAER (J.), 1975, *L'agressivité humaine*, Ed. Dessart et Mardaga, Bruxelles.

VERNANT (J.-P.), 1965, *Mythe et pensée chez les grecs*, Ed. Maspero, Paris.

— 1982, « La belle mort et le cadavre outragé », in *La Mort, les Morts dans les sociétés anciennes*, Ed. Maison des sciences de l'homme, Paris.

VERNANT (J.-P.), VIDAL-NAQUET (1972). *Mythe et tragédie en Grèce ancienne*, Ed. Maspero, Paris.

VIGEE (Cl.), 1960, *Les artistes de la faim*, Ed. Calman-Levy, Paris.

VOVELLE (M.), 1983, *La mort et l'Occident*, Ed. Gallimard, Paris.

ZIEGLER (J.), 1975. *Les vivants et la mort*, Ed. du Seuil, Paris.

ZIMMER (Ch.), 1984, « Archéo-nostalgie », in *Le Monde*, 22.7.1984.

ZOTTOLA (G.), 1960, *La faim, la soif et les hommes*. Ed. Hachette, Paris, 1960.

NRP : Nouvelle Revue de Psychanalyse.

RFP : Revue Française de Psychanalyse.

P.B.P. : petite bibliothèque Payot.

PUF : Presses Universitaires de France.

TABLE DES MATIÈRES

558797 - Mars 2014
Achevé d'imprimer par

1livre.com
du rêve à la réalité !

Made in the USA
Middletown, DE
04 November 2026

36541634R00116